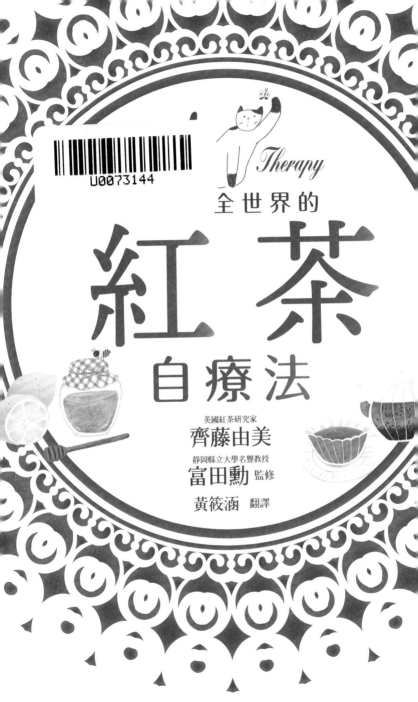

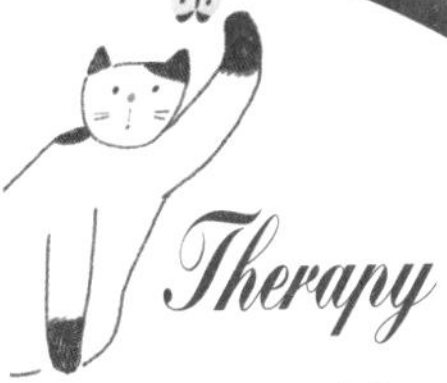

全世界的
紅茶
自療法

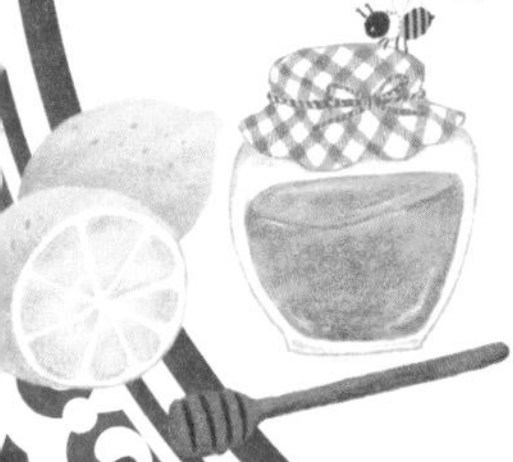

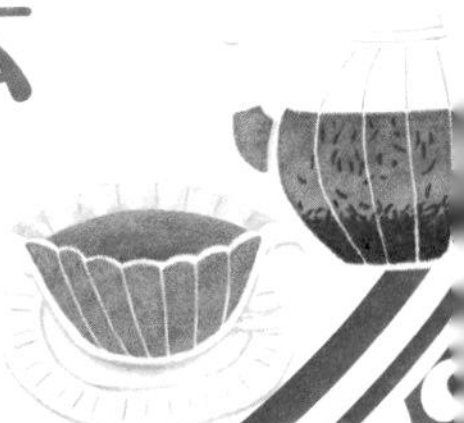

英國紅茶研究家
齊藤由美

靜岡縣立大學名譽教授
富田勳 監修

黃筱涵 翻譯

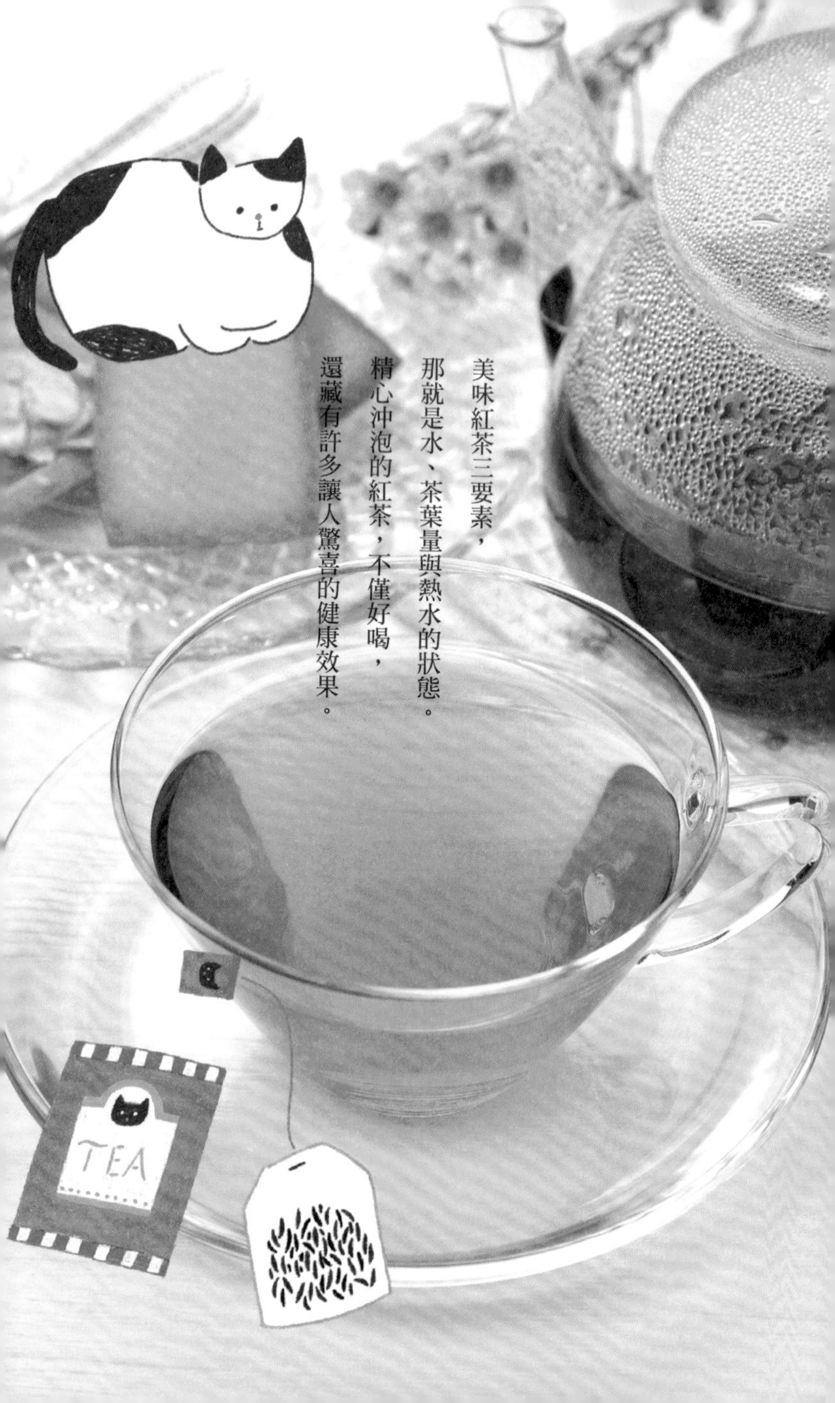

美味紅茶三要素，
那就是水、茶葉量與熱水的狀態。
精心沖泡的紅茶，不僅好喝，
還藏有許多讓人驚喜的健康效果。

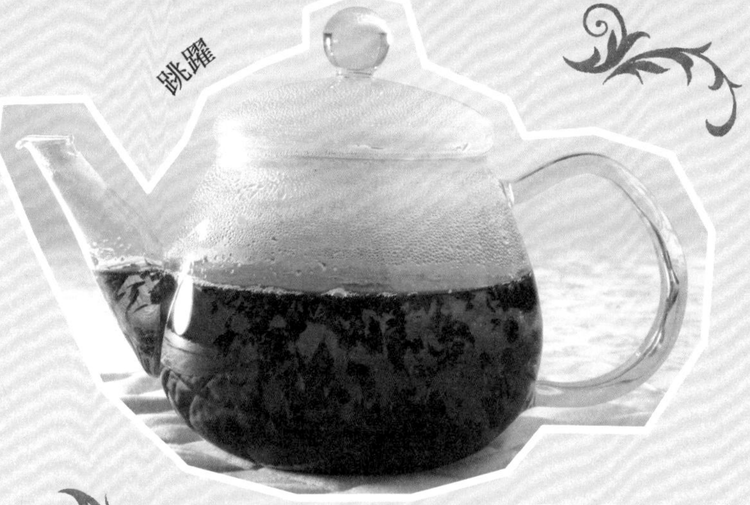

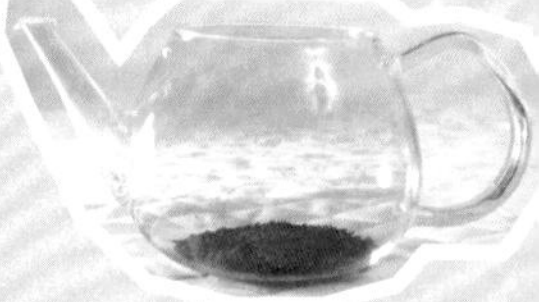

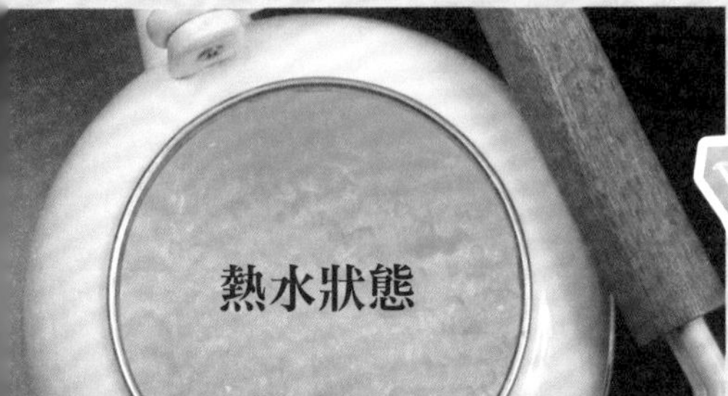

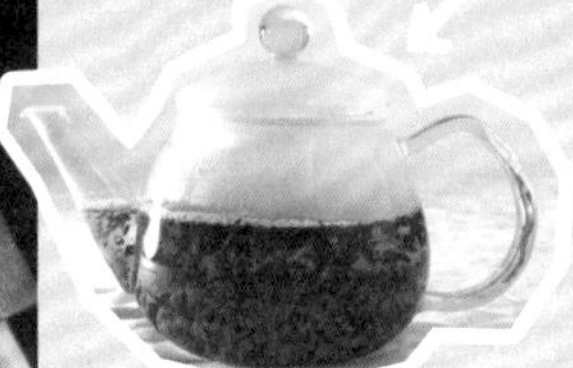

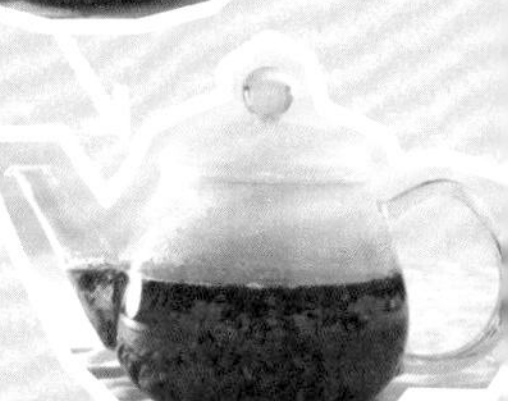

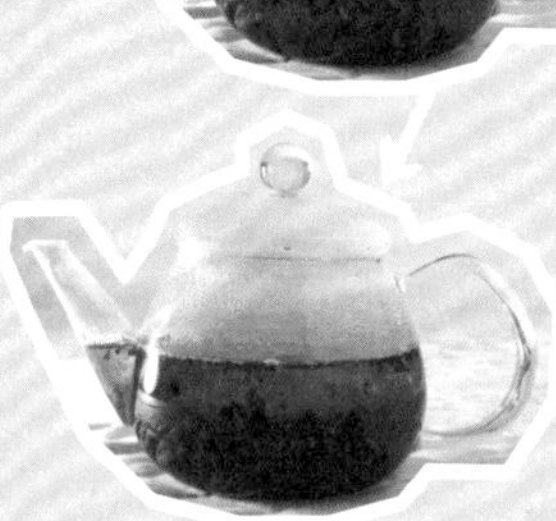

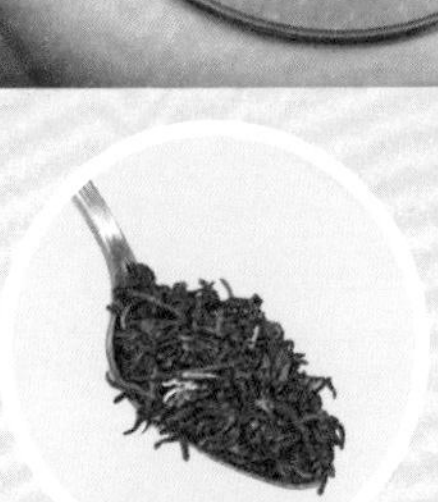

茶葉量
（橙黃白毫）

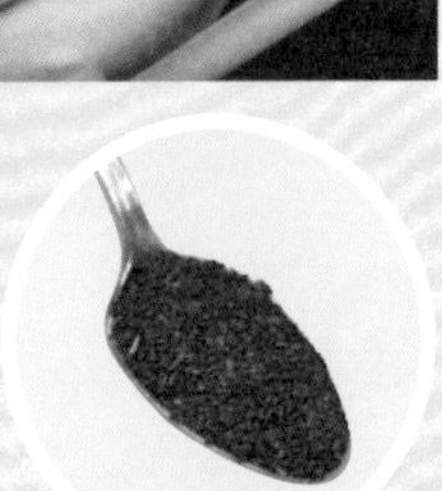

茶葉量
（細碎的橙黃白毫）

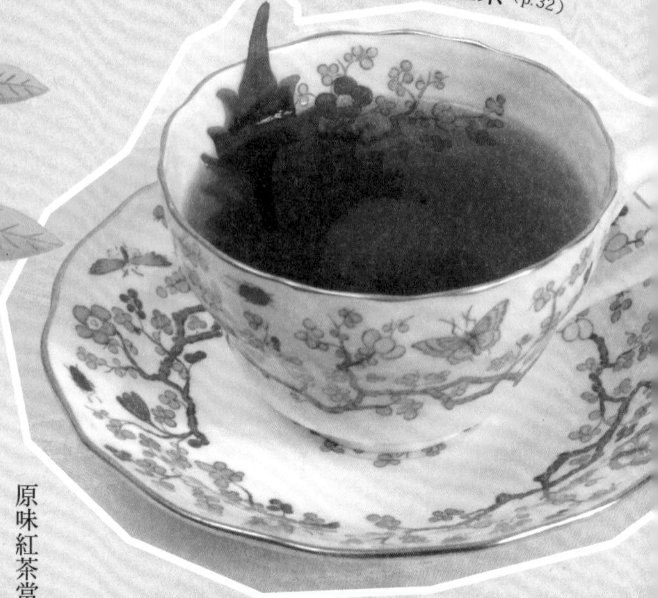

紫蘇梅紅茶（p.32）

原味紅茶當然美味，
不過依場合調配相應的口味也樂趣十足。
請依期待的效果與當日心情
選擇適合的茶譜吧。

紅茶風味的洋蔥湯（p.90）

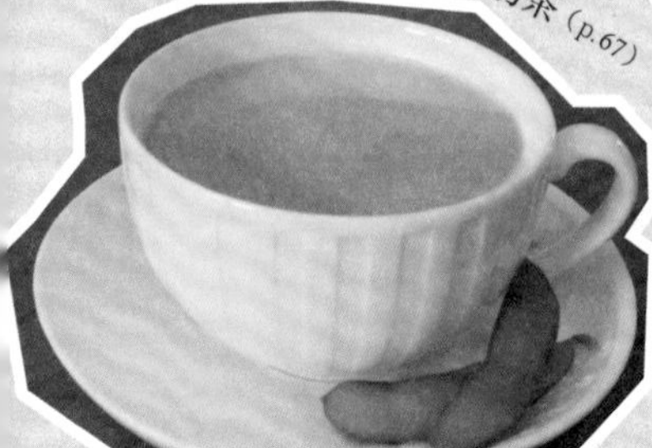

毛豆豆漿奶茶（p.67）

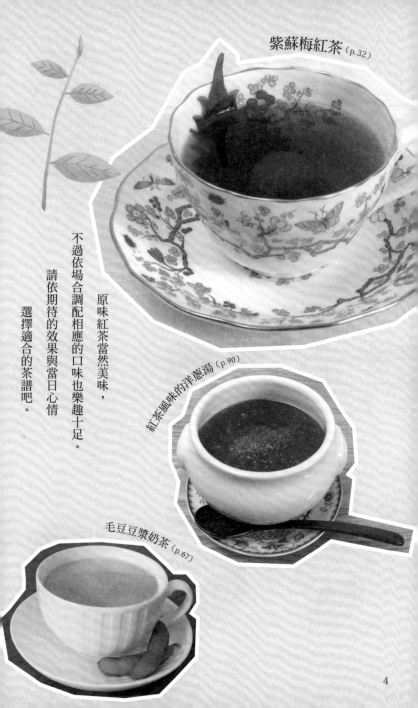

香檸檬柳橙紅茶（p.123）

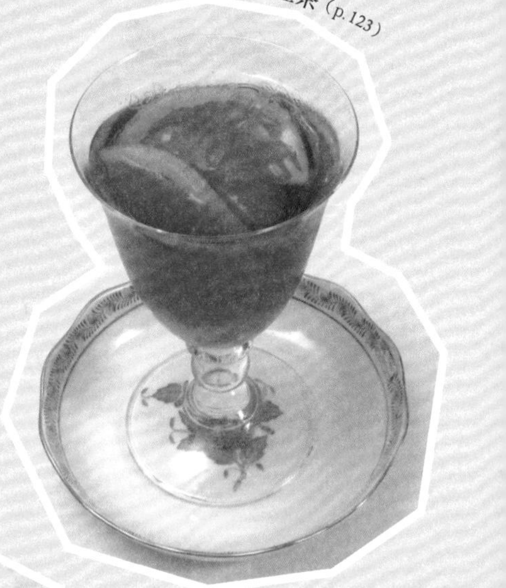

藍莓紅茶蘇打（p.69）

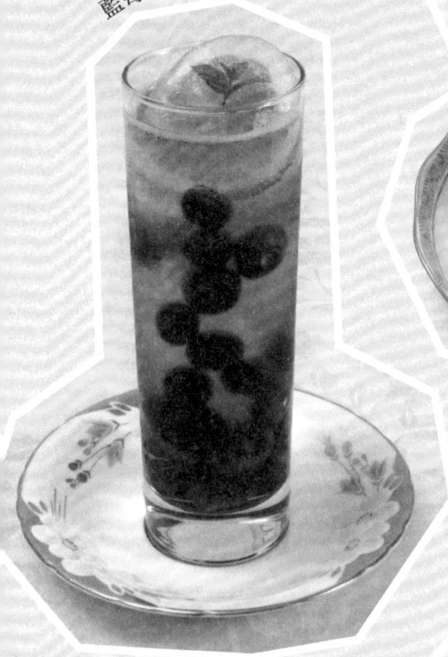

芬芳紅茶（p.121）

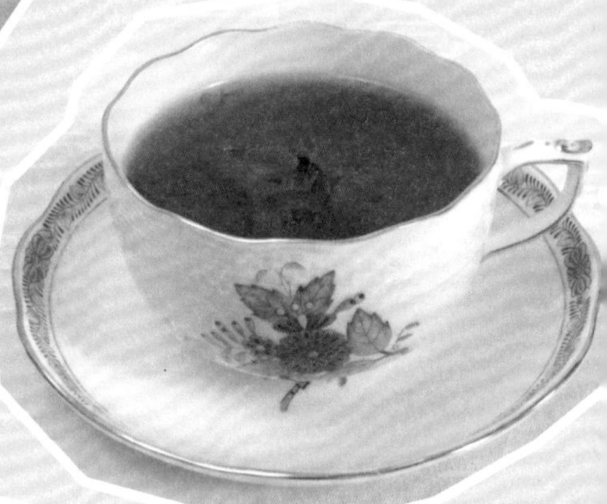

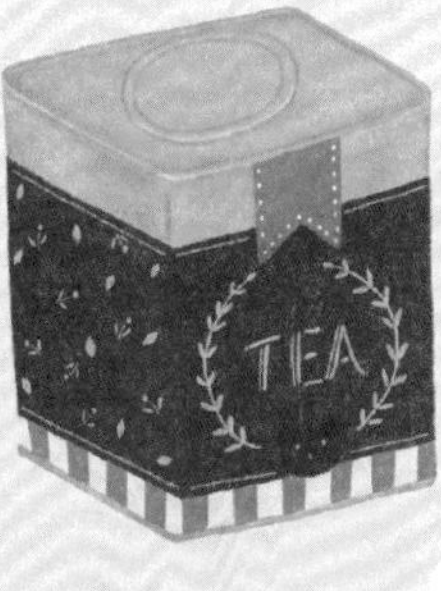

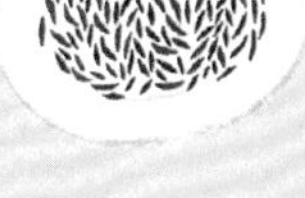

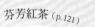

紅茶不只適合搭配牛奶或檸檬。
紅茶的一大優點，就是與各種水果、辛香料、香草，
各種形形色色的食材，都能與紅茶交織出絕佳風味。
與和風食材也相當契合，出人意料。

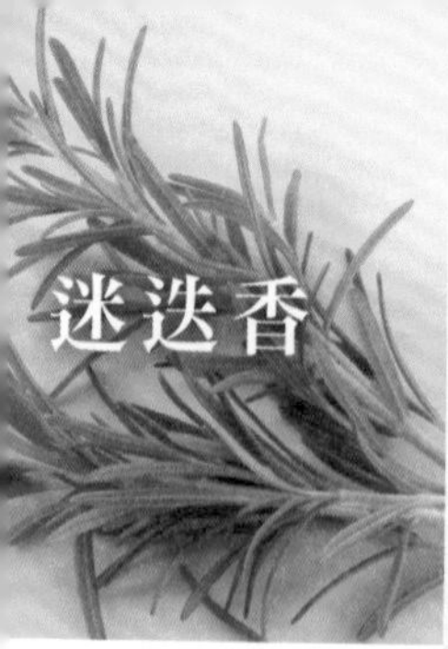
迷迭香

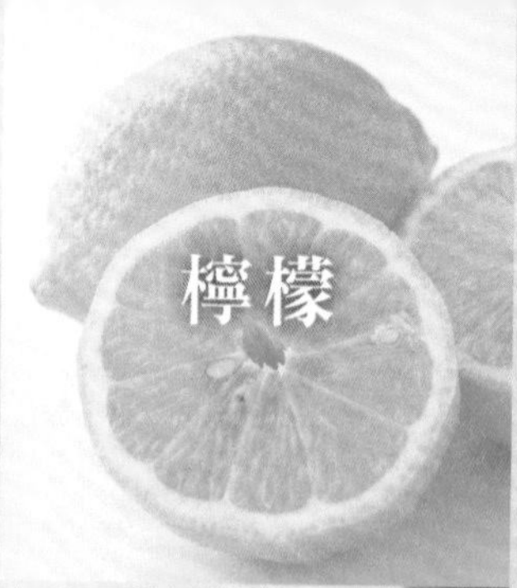
檸檬

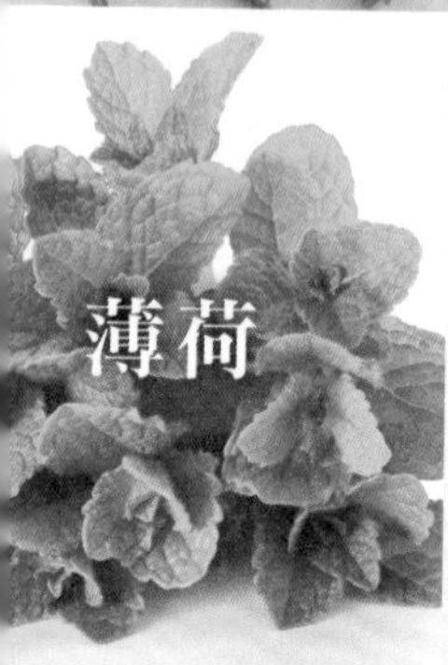
薄荷

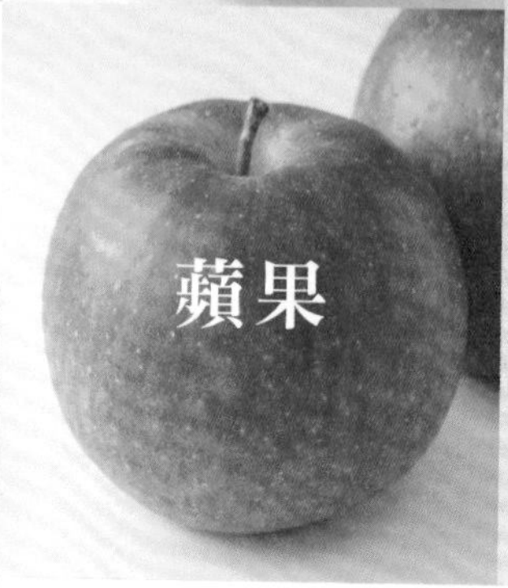
蘋果

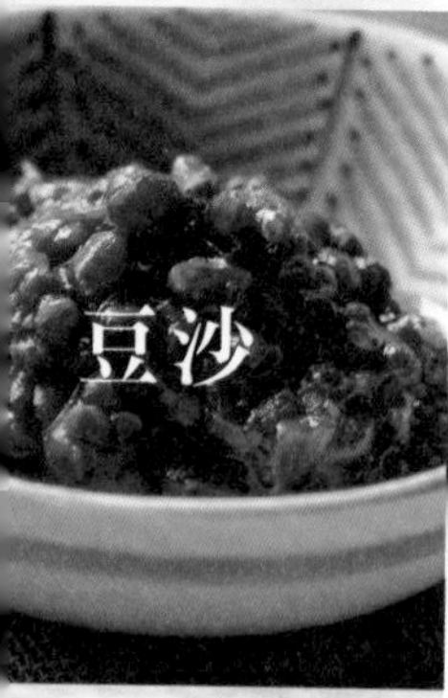
豆沙

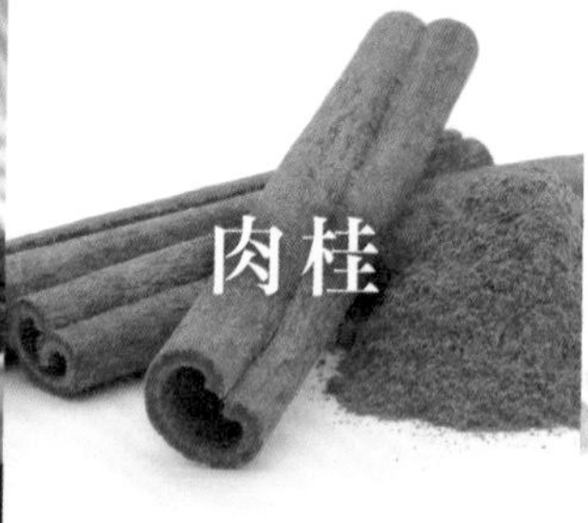
肉桂

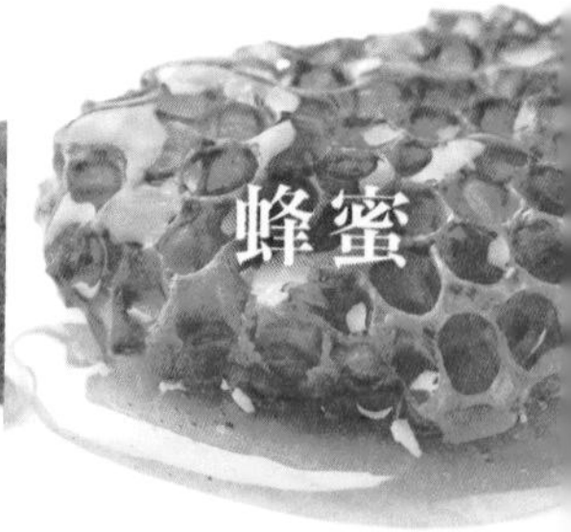
蜂蜜

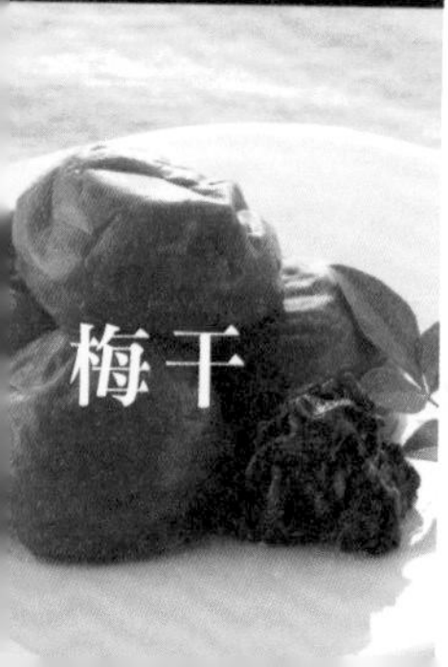
梅干

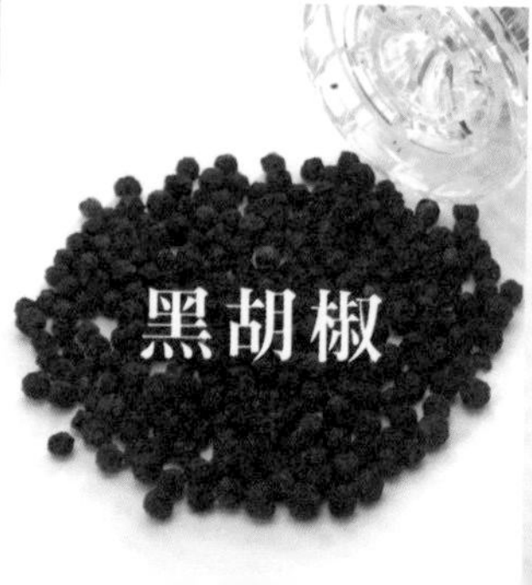
黑胡椒

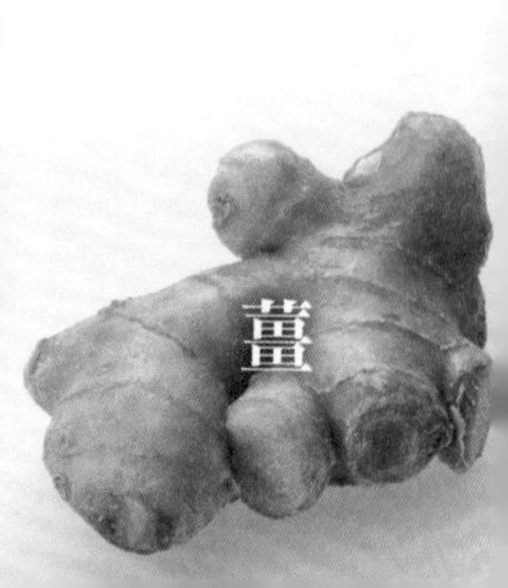

購買紅茶時的最大樂趣，就是「選擇」。

光是思考「今天要喝什麼呢？」

就令人滿心雀躍呢。

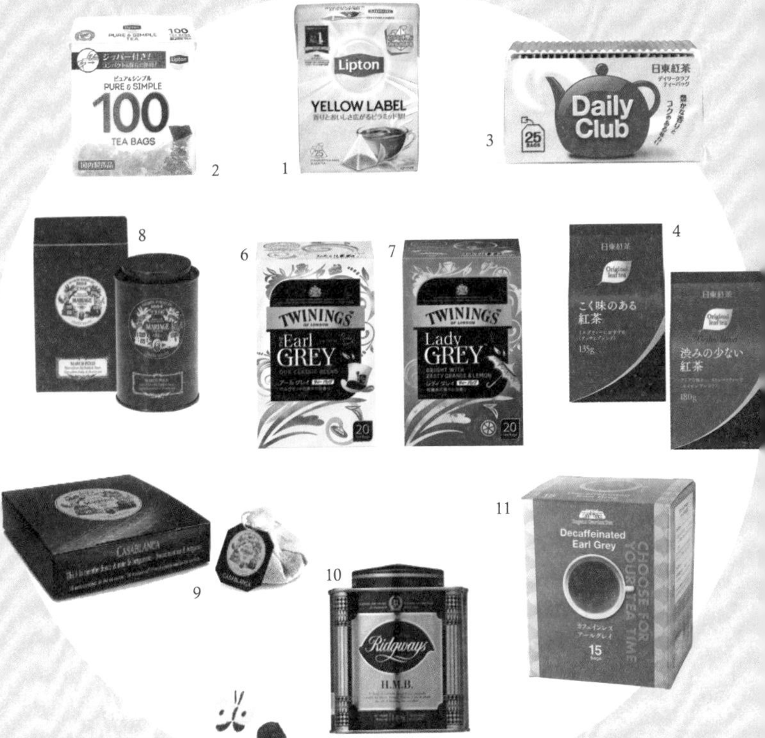

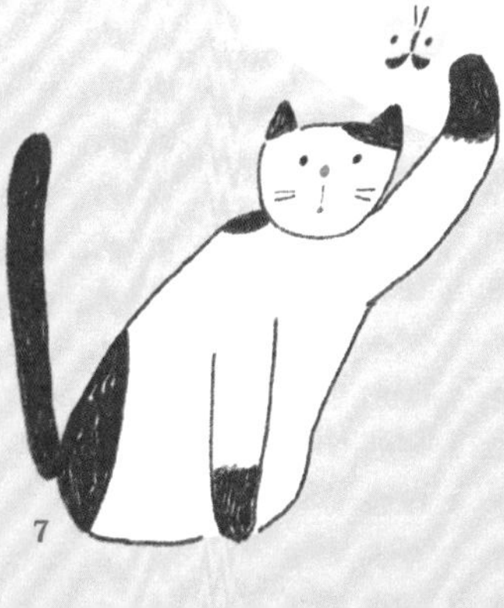

1／立頓　YELLOW LABEL　（p.184）
2／立頓　PURE & SIMPLE　（p.184）
3／日東紅茶　Daily Club　（p.184）
4／日東紅茶　濃味紅茶　（p.184）
5／日東紅茶　輕澀味紅茶　（p.184）
6／唐寧　Earl GREY　（p.184）
7／唐寧　Lady GREY　（p.184）
8／瑪黑兄弟　MARCO POLO　（p.186）
9／瑪黑兄弟　CASABLANCA　（p.186）
10／里奇威　H.M.B.　（p.188）
11／Regent Garden　Decaffeinated Earl Grey　（p.189）

CONTENTS

Chapter 4 超一流抗氧化，打造不易生鏽的體魄

Chapter 5 口腔的疑難雜症，全部交給紅茶解決！

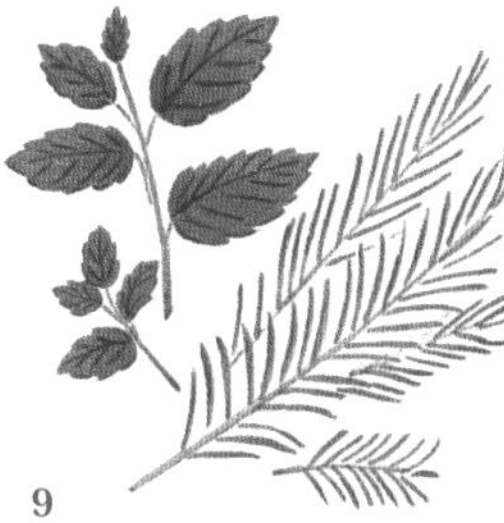

Chapter 9 來，請啜一口吧

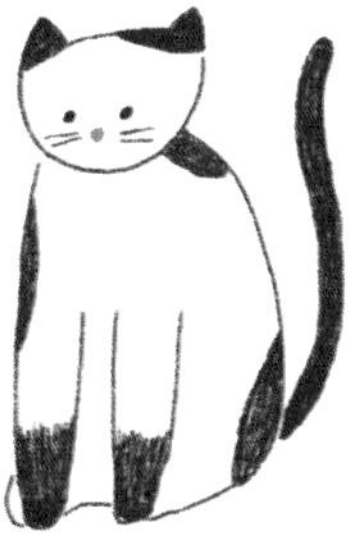

序言

和英國人聊起紅茶時，經常聽到這段名言。

如果你覺得冷，紅茶會溫暖你。
如果你覺得熱，紅茶會冷卻你。
如果你覺得沮喪，紅茶會為你打氣。
如果你覺得興奮，紅茶會助你冷靜。

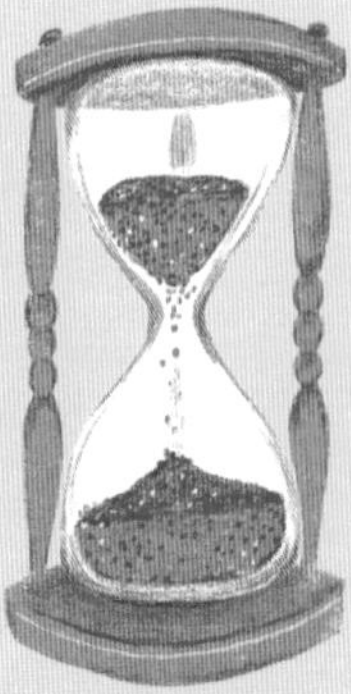

If you are cold, tea will warm you.

If you are too heated, it will cool you.

If you are depressed, it will cheer you.

If you are excited, it will calm you.

這是十九世紀英國政治家威廉・格萊斯頓（William Ewart Gladstone，1809～1898）曾說過的話，也是紅茶界的一大名言。

無論什麼時候，紅茶都會貼心陪伴，賦予我們勇氣、讓我們感到安心。這短短四行文字，可以說是濃縮了紅茶的精華，是相當偉大的名言。

看電影的時候，有時也會出現類似「喝杯紅茶冷靜一下吧」的場景，像是知名的《鐵達尼號》（*Titanic*），女主角蘿絲為了安撫憤怒的母親，便命僕人準備紅茶。除了《鐵達尼號》以外，其他還有許多電影都很常看見相同的場景。

我曾偶然在電視上看到有位堪稱全球天后的美國女歌手，為了讓喉嚨隨時保持最佳狀態，會飲用添加蜂蜜的熱紅茶。

為什麼她挑的不是其他飲品，而是紅茶呢？這讓我開始思考，紅茶肯定擁有獨特的力量。

曾在紅茶製造商工作的我，有一次奉命加入以「紅茶與健康」為主題的新專案。文科畢業的我當時對紅茶的科學話題不太感興趣，覺得這份工作實在不適合自己，但是另一方面也認為，正因為是不感興趣也不擅長的領域，更要把握這個機會多加了解才行。幾經煩惱後，我最終還是接下了這份工作。

結果這次的工作機會卻我看見了紅茶鮮為人知的一面，那是我一直以來沒注意到也完全不曉得的面貌——全世界一直針對紅茶進行各式各樣的研究，並且證實了紅茶諸多的可能性，包括能夠擊退病毒、維持血管健康、消除壓力等等，為我們的健康困擾帶來很大的幫助。沒想到這種讓人沉浸於優雅心情的療癒飲品，竟然擁有如此強大的力量，這讓我對紅茶更加感興趣了。

八百年前問世的日本最古老茶書《喫茶養生記》，開頭就寫了「茶是養生仙藥，喫茶是延壽妙術」。此外，最初茶葉在英國登場時，也被視為治百病的神祕靈藥。這些說法都不像現在一樣是透過研究或實驗獲得證明，而是活用茶的人們依據長年累積的實際經驗而記述下來。以悠閒的步調發展至今，並持續受到世人飲用的茶，透過現代科學與先進科技證實了效用，讓人不禁認為這些茶葉，儼然是擁有超時空智慧的前人捎給現代的訊息。

「所以我不是說了嗎？喝紅茶對身體很好喔。」看著歷史人物的肖像畫，總覺得他們內心正微笑著這麼表示。

以紅茶為首的茶類健康效果相關研究不斷進化，效用也愈來愈具體。儘管光是紅茶的「美味」就足以帶來幸福，但若再加上健康要素，總覺得能夠讓生活更增添一分幹勁與活力。

或許紅茶也有助於減輕各位現在生活中大大小小的擔憂，或許紅茶能夠為各位與家人的健康點亮一盞明燈。無論喜不喜歡紅茶、有沒有飲用習慣，或許都能夠為紅茶所救贖。可是，就算紅茶這麼棒，相信也有很多人不知道該怎麼與紅茶交流才好，對吧？

本書將以淺顯易懂的方式，介紹紅茶的健康效果是如何運用，以及輕鬆運用在生活中的方法。各位不必樣樣都嘗試，只要將適合自己的部分活用在日常生活任一場景即可。是否要試著讓紅茶參與你的人生呢？

追求健康的人，就來了解對身體有所助益的紅茶力量；追求美麗的人，就來認識提升心靈品質的紅茶魅力。如此一來，或許會覺得生活中一件又一件的小事都逐漸好轉，或許也能夠深刻體會開頭威廉　格萊斯頓的話中含意。

那麼讓各位久等了，就讓我們一起踏上紅茶的邂逅之旅吧。

Chapter 1

藉助紅茶殺菌力，擊退流感！

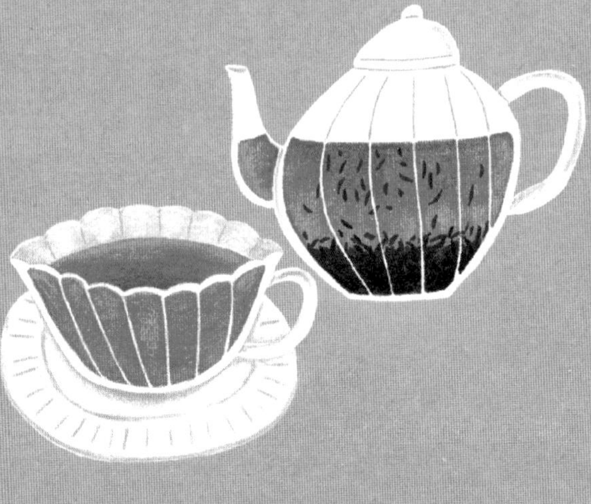

對抗流感的強大夥伴登場

每逢空氣乾燥的季節，流感話題就會自然湧現，儼然就像季節問候。「你打過流感疫苗了嗎？」「好像已經有學校停課了。」這段期間經常聽到人們隔著口罩，悶聲談及這類話題。

流感在學校或公司蔓延的話，就增加了傳染給家人的風險，遭傳染的家人還可能再傳給各自的學校或公司，結果影響範圍就愈來愈大了。都已經確實洗手、漱口、戴口罩了，卻還是可能被傳染，相信很多人都因此變得神經質，苦惱著不知道該做到什麼程度才好吧？**如果養成美味習慣能夠緩和這個季節的煩惱，或許寒冷季節的日子會變得明朗許多。**

這項美味習慣，就是「紅茶」。應該也有讀者聽說過紅茶具有對抗流感的效果，但是很多人不曉得該怎麼運用在生活上，也不曉得怎麼喝比較健康，這也是不爭的事實。

所以接下來想要介紹紅茶是如何對抗流感病毒，又該如何讓紅茶在生活中派上用場。

與日常結合的品茶訣竅

我的每一天都是從煮熱水開始。醒來時第一件事，就是將水裝入水壺，接著開火煮水，並利用等待水開的這幾分鐘，簡單盥洗並開始準備早餐。通常水會在這個時間點沸騰，於是我便將少許冒泡的熱水倒進耐熱玻璃製的附龍頭飲料罐裡，稍微熱過飲料罐後再倒掉，接著準備茶包沖泡一公升的紅茶。

想要沖泡美味紅茶，通常一包茶包應搭配兩百毫升的水量。但是我不希望

萃取早晨紅茶時還得顧忌時間，所以會將三包茶包丟進一公升的熱水裡，靜置十五分鐘左右，慢慢萃取出紅茶的滋味。接著準備早餐到一半時，就會抽空輕輕晃動茶包後再取出，如此一來，早晨的「一公升紅茶」就宣告完成。

我會取其中三百五十毫升進保溫瓶裡，和外子的便當裝在一起。再準備兩個馬克杯，各倒兩百毫升在早餐時享用，剩下的兩百五十毫升留在飲料罐裡隨時漱口用。而這就是我家的紅茶習慣，因為我家只有我們夫妻倆，所以一公升紅茶差不多夠一整天的需求。

我也經常在工作時喝紅茶，但幾乎都是原味，沒有添加牛奶。有一部分是我個人的喜好問題，另外一部分則是添加牛奶的話，會削弱對抗流感病毒的效果。因為紅茶中的有效成分，會被牛奶的蛋白質吸收，所以奶茶才會失去降低病毒傳染力的能力。除了牛奶以外，添加豆漿與棉花糖也一樣。因此若是為了預防流感而喝紅茶時，請特別留意這一點。

那麼添加砂糖或蜂蜜等甘味料會怎麼樣呢？這些倒是沒問題的，不會削弱對抗流感病毒的效果。近來飲用檸檬紅茶的人少了許多，但是在紅茶中添加檸檬能夠增添維生素Ｃ，可望帶來比原味紅茶更棒的效果。**維生素C也具有提高免疫力、擊退病毒的效果，與紅茶堪稱相得益彰**。

針對不喜歡沒有甜味的孩子、或是食慾不振等的時候，增添甜味或檸檬的暢快感，能夠讓紅茶更易入喉，堪稱一石二鳥。此外也很推薦搭配草莓、柿子、柑橘類等富含維生素Ｃ的水果。食慾不振的時候，同時攝取水果與紅茶有助於鍛鍊逐漸衰退的免疫力。

或許很多人認為兒童或孕婦不該攝取咖啡因，關於紅茶的咖啡因含量將於第六章加以解說，但是這邊還是要請各位先放心，因為近來的研究顯示，無咖啡因紅茶也具有擊退流感的效果。這幾年市面上多了許多無咖啡因紅茶，在一般超市也能夠輕易買到，也有不少泡起來相當簡單的茶包製品。因此，兒童、孕婦、年長者等抗拒咖啡因的人，請務必讓無咖啡因紅茶幫助你對抗流感。

此外，近年的紅茶有寶特瓶、罐裝、鋁箔紙等各種包裝選擇，成為深入日常生活的親民飲品。雖然外出時選擇這些商品會方便許多，但是考量到各產品的製程差異，難免會有有效成分含量減少的狀況，所以站在預防流感的角度，還是建議選擇茶葉或茶包，親手沖熱水萃取出紅茶吧。

使用滾燙得冒泡的熱水萃取紅茶，才能夠徹底溶出紅茶多酚。至於飲用時機則未必要現泡現喝，所以不妨多泡一些倒入保溫容器，如此一來就能夠帶去上班或外出了。另外也可以在辦公桌的抽屜放個馬克杯與茶包，趁休息時間泡杯紅茶，就能夠在工作時享用了。只要養成這種每天喝點紅茶的習慣，相信你也能夠遠離流感。

抵抗力提升的源頭——紅茶多酚

介紹完有效預防流感的紅茶飲用方法，那麼這股對抗流感的力量，究竟藏在紅茶的哪裡呢？接下來一起挖出其真面目吧。

我經營紅茶學校，也不時在文化中心舉辦紅茶講座，我最一開始會告訴大家的觀念就是——無論是紅茶、綠茶還是烏龍茶，全都源自於同一種樹的葉子。相信也有讀者聽過這段話，但是為什麼會形成顏色與滋味都不同的茶呢？這部分就比較複雜了。

即使都是同一種茶樹的葉片，卻會因為製程的不同，形成色香味各異的不同種茶，而當中最大的關鍵就是加熱的時間點。茶葉含有氧化酵素，如字面所述，就是讓茶葉氧化的成分。加熱可以中止氧化酵素作用，讓茶葉無法繼續氧化。而茶葉內的成分氧化時會產生化學反應，因此不同的氧化程度便會形成不同的香味。

以綠茶來說，就是採茶後馬上加熱阻斷氧化酵素的作用，烏龍茶則是在製程一半的階段加熱。**紅茶的加熱時間點，則是在製程的最後一個階段，因此接觸氧氣的時間最長，氧化程度也最高。茶葉也是透過這段氧化的程序，產生紅茶特有的成分。**

話說回來，每次談到茶的製程就很常聽到「發酵」這個名詞。發酵原本是指透過微生物作用使原料成分產生變化的現象，像醬油、納豆、味噌與醃漬物等就是利用發酵機制製造出的加工食品；但是紅茶的發酵不一樣，是指製程中茶葉的氧化酵素發生作用，促使本身成分氧化的過程。所以從科學角度來看，「氧化」其實才是比較正確的用法。但是長年來世界各地都將紅茶稱為發酵茶，因此不管是聊天還是舉辦講座，都難免因此造成混亂，所以這邊必須先說明清楚，釐清「茶葉發酵」與「一般發酵」的概念差異。

順道一提，為什麼科學定義上完全不同的現象，會形成這麼混亂的局面呢？這可以追溯到十九世紀中期，此時還在定義茶類的階段，曾有研究認為紅茶是受到微生物的影響才會產生特有香氣與茶色，所以才會將「發酵程度」視為茶類的區分標準，並且流傳至今日。

那麼話題回到「氧化」吧。紅茶之所以能夠發揮對抗流感的效果，最大關鍵就是「氧化」。所以儘管前言實在冗長，但還是想詳細說明清楚。

茶中最知名的成分就是「**兒茶素**」。或許有人提到兒茶素就聯想到「富含兒茶素」的綠茶，但畢竟源自相同的茶樹，所以紅茶當然也含有兒茶素。只是製程的氧化程序造成部分兒茶素轉變成複雜的兒茶素聚合物（由多個兒茶素結合而成），也就是「**茶黃素**」與「**茶紅素**」等紅茶特有成分。

這些成分正是優美紅茶色（紅茶萃取液的顏色）的真面目，茶黃素會形成橙色、茶紅素會形成濃重紅色。這些兒茶素聚合物既打造出紅茶之美，也帶來強大的殺菌能力。就是這份強大的殺菌能力，賦予紅茶擊退流感的效果。兒茶素、茶黃素、茶紅素則統一稱為「紅茶多酚」，可以說是紅茶成分中的主角。

綠茶、烏龍茶同屬茶類，卻和最具代表性的嗜好品飲料——咖啡一樣，都缺乏這種擊退流感病毒力量，而紅茶能夠這麼獨特，就是源自於紅茶多酚。

紅茶能量，阻斷傳染擴大

紅茶多酚能夠有效擊退流感病毒，即使面對即將康復時的病毒傳染力，其預防效能同樣是不容錯過的優點。罹患流感時，可不能因為退燒就安心，這時體內其實還殘留著病毒，即使身體因為退燒輕鬆許多，仍然處於會向四周傳播病毒的狀態。據說退燒後兩三天都還舉有感染力，所以這段期間更是需要積極飲用紅茶。

只要藉由飲用紅茶，擊退體內與口腔內的流感病毒，就有助於預防傳染給家人。若能貫徹這個做法，哪怕是參與團體行動，也能夠避免感染擴散，或許有助於減少全年級停課的機率，可以說是劃時代的好方法。譬如說在公司開會時準備紅茶，就連幼稚園或學校也可以安排飲用檸檬紅茶的時間，各位覺得如何呢？

流行性感冒盛行的季節裡，很常聽到「A型」、「B型」等名稱，這也說明了流感病毒的種類不同。但是有研究報告顯示，無論是哪一種病毒，紅茶都能夠發揮效果，所以不必考慮複雜的病毒種類，只要養成每天飲用紅茶的習慣，自然就能夠放心許多。

或許讀者當中已經有不少人聽過「用紅茶漱口也有助於預防流感」這樣的說法，但是在紅茶學校裡，有不少學生曾經向我傾吐煩惱，就算他們知道了這個資訊，也不曉得實際運用在生活上會是一個什麼樣的感覺，所以實在難以下定決心執行。

前面介紹過我家早上會沖泡的「一公升紅茶」，其實這一公升紅茶並非全部都要喝下肚的。前面提到沖泡及盛裝這一公升紅茶的附龍頭飲料罐，**我會擺在廚房長檯上，裡面會留有數杯份的紅茶，至於夏天時則會放進冰箱裡。也就是說，關鍵在於將漱口用的紅茶擺在方便取得的地點，此外若能備妥拋棄式紙杯，那麼隨時都能夠隨手取來漱口。**

對主婦來說，難免會想避免增加要洗的物品，所以一想到只是為了漱口就要擺出杯子，難免會感到有些猶豫。但若是因為這點小小的猶豫而預防不了流感，不如改用拋棄式的杯子如何呢？各位主婦也要向先生建立同樣的觀念，請對方不要以浪費的觀點看待紙杯的開銷。只要到五金雜貨行花個五十元，就能夠買到五六十個紙杯，以一個人漱口一次只需要一元這樣的角度來看，其實非常合理吧？早上剛泡好的紅茶還很燙，不適合漱口，但是放置一段時間冷卻後，就變成最適合漱口的溫度了。

就為了漱口，還要特地泡了一杯紅茶，接著還得再花上不短的時間等待紅茶冷卻……。光是一想到這些種種的程序，自然會覺得很難養成習慣。因此想要養成能夠每天持續的健康習慣，最重要的就是簡單一點、輕鬆一點，最好一個動作就能夠輕鬆完成。不只是用紅茶漱口這件事，我連生活中其他的習慣也都謹記這個原則。

雖然「用紅茶漱口」的效果不錯，但是我曾聽某位醫師提醒，預防病毒感染的一大關鍵就是避免喉嚨處於乾燥狀態下。所以工作時、駕駛時也請準備紅茶，以便隨時稍微滋潤喉嚨，避免喉嚨乾燥。

流感季節推薦，抗病毒的紅茶茶譜

非常適合搭配餐點的「紫蘇梅紅茶」

想要藉助紅茶的力量預防流感，養成每日習慣是一大重點。對平常沒喝慣紅茶的人來說，或許很難一下子就養成喝紅茶的習慣。如果你自認是這類型的人，不妨在用餐時，準備一杯紅茶取代平時搭配的開水或茶水吧？這裡要介紹的是無論男女都會覺得爽口，只要以冰箱常備食材就能夠輕易製成的清爽和風紅茶飲品。製作時特別使用稍多的熱水，以打造出更能輕鬆入喉的滋味。

材料（3～4杯）

茶包……2包
熱水……500cc
梅干……2顆
紫蘇葉……1片

製作方法

1 將梅干與紫蘇葉倒進預熱過的茶壺中。
2 將熱水注入茶壺，放入茶包，蓋上壺蓋悶約三分鐘。這時請勿搖晃茶包，靜置即可。
3 三分鐘後將茶包上下左右甩動，使紅茶萃取狀態達到均一後取出茶包。接著將紅茶倒入杯中，大功告成。

＊喝之前要先拿掉紫蘇葉，也可以搗碎些許梅干果肉，倒入紅茶中一起飲用。

迅速溫暖身體的「熱檸檬汁紅茶」

這道茶譜的關鍵，就是讓紅茶成分中的多酚與檸檬的維生素C達成加乘效果，再加上充足的蜂蜜甜度，正好很適合孩子的點心時間。這裡考量到檸檬與紅茶的滋味均衡度，使用了偏多的熱水。

材料（3～4杯）

茶包……2包
熱水……500cc

現榨檸檬汁……1／2顆檸檬
蜂蜜……2～3茶匙

製作方法

1 將熱水注入預熱過的茶壺後，放入茶包，蓋上壺蓋悶約三分鐘。這時請勿搖晃茶包，靜置即可。

2 三分鐘後將茶包上下左右甩動，使紅茶萃取狀態達到均一後取出茶包。接著將紅茶倒入杯中，大功告成。

3 添加現榨檸檬汁與蜂蜜，仔細拌勻使蜂蜜徹底溶開。接著將紅茶倒入杯中，大功告成。

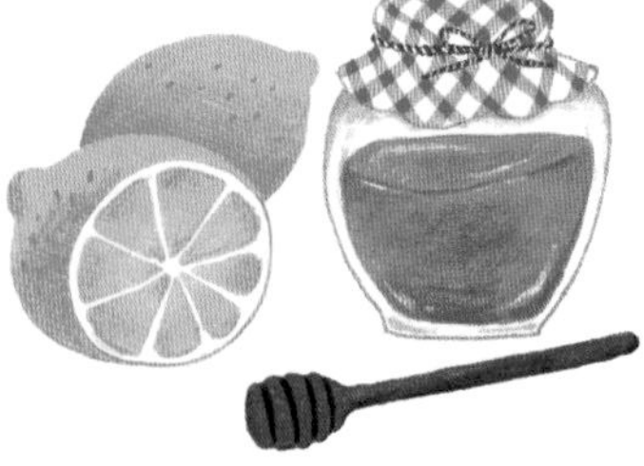

Chapter 2

提升免疫力，各種不適不近身

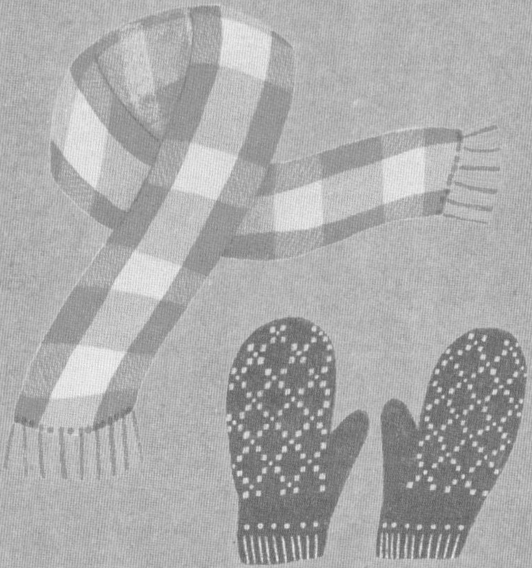

預防感冒的基本習慣

第一章已經談過紅茶多酚擊退流感病毒的效果，事實上**經常飲用紅茶或是藉紅茶漱口，不僅能夠預防流感，還有助於對抗感冒。**精準來說，其實流感也包含在廣義的感冒類型當中，只是流感是由病毒引起的，而造成人體感冒的原因則包括病毒與細菌。

一般認為寒冷的季節特別容易感冒，但是其實只要身體長期疲勞、日常冷氣吹太強，無論什麼季節都會發生喉嚨不舒服或倦怠等不適症狀。但是相信很多人即使發現「自己好像感冒了」，也會放著不管對吧？

感冒是萬病之源，以為沒什麼而過度輕忽，沒有讓身體適度休息的話，這些不適症狀可能會維持相當長的一段時間。當身體處於免疫力降低的時間太長，變得只要些許勞動就會感到疲憊時，就很容易招來其他疾病。所以日常生活就應做好健康管理，避免敗給感冒。

我除了經營紅茶學校之外，還開設了紅茶專賣店，因此習慣提前制定好每個月的營業日程，不管發生什麼事情，我都會盡量按照規劃好的日程營運。紅茶專賣店是以茶館形式為主，但是各方面的業務都是由我一個人張羅，因此必須非常留意身體狀況。無論什麼時候，都要以笑容供應最棒的紅茶，此乃經營的最高原則，所以我必須每天保持健康的身體。一方面是不想讓咳嗽或鼻水等不適影響客人品茶的心情，另一方面，若是得拖著病體接待客人，那也實在太辛苦了。

紅茶專賣開業至今已經兩年半，或許是日常健康管理奏效，我這段期間一次也沒有感冒過，當然也沒有得過流感。具體究竟做了哪些事項呢？首先就是充足的睡眠。無論多麼忙碌，我都會避免將工作塞滿到必須犧牲睡眠的程度，真的不得不壓縮睡眠時間時，我也會索性早點就寢，隔天再大清早起床工作。

我曾因為紅茶工作而前往斯里蘭卡，當地斯里蘭卡籍的拼配師（Tea blender）告訴我：「從事紅茶工作的人通常都是晨起型，因為製茶工廠很早就上班，拍賣也都在大清早，自然會養成晨起的習慣。如果妳也想長久待在這個業界，最好努力培養晨起的生活習慣。」這段話狠狠打動了我的心，所以儘管當時過著夜貓子的生活，我仍然下定決心切換成晨起生活模式。現在每天早上起床喝杯紅茶時，就會想起那位拼配師的話。多虧了他的一席話，我已經確實養成「規律的生活」。

健康管理的第二大重點就是飲食。當我還是上班族的時候，曾負責紅茶與健康方面的專案，所以有幸與飲食相關研究員、管理營養師等專家共事，這些專家們口口聲聲強調的都是「均衡飲食」的重要性。

各位或許會覺得這些提議不過是老生常談，但是，無論是多麼健康的食材與食品，長期只食用特定食物的話，就無法打造出健康的身體。這段期間讓我深刻體會到，身體必須藉由均衡的營養建立良好的基礎，才能夠真正發揮健康食品的效果。

從那之後我的飲食習慣開始有了劇烈的變化。當時還是單身的我總是自己一個吃飯，想吃什麼就吃什麼。但是自從參與健康方面的專案後，必須實踐這些理論的想法慢慢在腦海中成形，並且開始努力自己做飯。

實際嘗試在做菜時盡量選用當季蔬菜，並留意各食材的營養成分與特徵，會發現當中其實蘊含十足樂趣。若是再針對擺盤多下點工夫，就能夠讓居家生活更加充實，也會積極運用以前很少吃的食材。這些轉變都讓我深刻體會到，親自調理豐富的當季食材，不僅能夠兼顧身體營養，連心靈都會變得更加滋潤。

每天的簡單紅茶溫活術

除了睡眠、飲食以外，還有一件相當重要的事，那就是——無論何時都盡量飲用或食用溫熱的食物。也就是說，要避免讓身體降溫、變得冰冷。我其實不太確定自己的體質是否屬於虛寒型，但是在留心攝取溫熱飲食之前，每天都覺得身體某處疲倦不已。

我不記得是幾年前了，只記得每逢炎熱盛暑，就會完全不顧身體健康，為了逃避暑意而整天食用冰涼食物，結果就遇到人生初次的「熱病症候群」。陷入「熱病症候群」後我才知道，原來身體提不起幹勁是如此的痛苦。從那之後我就開始努力飲用溫熱的飲品。

夏天喝紅茶時當然會想喝冰紅茶，但是我認為夏天更必須努力喝熱紅茶。

我現在就連第一章介紹的一公升紅茶，也會不分四季都準備熱的。在紅茶學校上課時，也會建議學生「夏天也應盡量飲用熱紅茶」。這麼說來，曾經有位學生告訴我：「我按照老師所說，開始留意飲用熱紅茶，結果發現身體變得更強壯健康了。」

當我們感受到外在環境的冷熱時，可以透過服裝或冷暖氣等加以調節，但是內臟可無法這麼做，因此日常飲食做好冷熱調節是極其重要的關鍵。我們必須確實意識到，內臟也是身體的一部分，有時也要多費點工夫才行。而養成飲用溫熱紅茶的習慣，就是讓身體溫暖的最簡單方法。

紅茶的「溫」，可改善冰冷煩惱

紅茶有助於溫暖身體，不只是因為趁熱飲用的緣故。

「醫食同源」這句話其實就源自於中醫學，意思是從維持身體健康的角度來說，藥材與食物屬於同一根源。中醫理論將食材分成多種性質，會依個人的體質與身體狀況等條件，建議該如何選擇適當的飲食內容，其中即包含「五性」這個概念。

「五性」是將食材依「溫暖身體」、「冷卻身體」這兩大功能分類，共區分為「熱、溫、平、涼、寒」這五種屬性。

紅茶屬於「溫性」，是能夠溫暖身體的食材。相對地，綠茶屬於「涼性」，能夠冷卻身體。同屬茶類卻分屬不同性質，相當不可思議對吧？第一章有提到製程差異造成酵素氧化程度不同，或許茶的性質就受到這方面的影響。

順道一提，「溫性」與「涼性」並沒有孰好孰壞的問題，有些人的身體必須加以溫暖，有些人體內則有熱氣悶住必須冷卻，所以只要掌握食材的性質，就能夠靈活調整體內的均衡度。此外，這裡所指的「溫性」與「涼性」

是指食材本身的性質，與吃進嘴裡時的溫度無關。

了解中醫的基本思維後，就可以發現屬於「溫性」的紅茶，也有助於改善身體冰涼的問題。原本身體冰涼是絕大多數女性主要的困擾，但是近年來愈來愈多男性也有這方面的煩惱。所以外出或是在餐飲店不曉得該點哪種飲料時，就直接選擇紅茶吧，或許有助於改善身體冰涼的問題。

話說回來，英國每逢耶誕節就會推出「耶誕茶」，這是一種在茶葉中添加了肉桂、丁香與薑等可溫暖身體的辛香料、柑橘類果乾等，並耗費數日至數週的時間，讓茶葉充分吸收香氣，散發出獨特的辛香氣息，經沖泡喝下時就會湧上一股暖意。

據說在英國維多利亞時代，當時一般家庭也認為紅茶有助於預防感冒，因此各大製造商也循此概念大幅發展，推出了以不同茶葉與辛香料組成的「耶誕茶」。如今，選購耶誕茶也是在耶誕季前往英國時的一大樂趣。

提升免疫力，便能防百病

我的正常體溫偏高，通常為三十六．五度左右或是更高。我從唸書時期開始，就因為雙手連冬天都暖呼呼的，時常成為怕冷朋友們的暖爐。我很常聽說「手暖心冷」的說法，在聽說這句話之前一直沒有留意過，所以不禁對年輕時的自己感到有些擔憂。

後來我拜讀了美國某所大學針對「手暖心冷」這句話的研究結果，得知「推測內心會隨著肉體變溫暖，所以會對他人比較溫柔」。也就是說並非「手暖心冷」，而是「手暖心也暖」，所以雖然遲了許多年，我仍不禁鬆了口氣。

擁有溫暖的心是件很幸福的事，更何況這也代表溫暖的身體，也會對各方面帶來正面的影響，自然能夠幫助自己更加幸福。現代許多人的體溫偏低，體溫偏低的主要原因為血液循環不佳，過於便利的生活容易招致運動量不足，以滿足愉快心情的飲食生活也容易造成營養不均衡，再加上不泡澡的沖澡生活型態，當然也會使體內血液循環變差。

據說體溫維持在三十六．五度時，免疫力才能夠正常運作，體溫每降低一度，免疫力就會降低三成。也就是說，若是想要提升免疫力，就必須維持偏高的體溫。不少人告訴我每天飲用紅茶後，確實提高了基礎體溫，也有人每天飲用下一章的「薑味紅茶」確實改善了體溫偏低情形。

早餐喝一杯紅茶；以保溫杯盛裝熱紅茶，等待午餐時再享用；在辦公室裡泡杯紅茶享用，或是餐後飲用一杯紅茶……。什麼樣的方式都無妨，試著找出能夠長久持續的方式，打造「專屬自己的紅茶時間」，各位覺得如何呢？

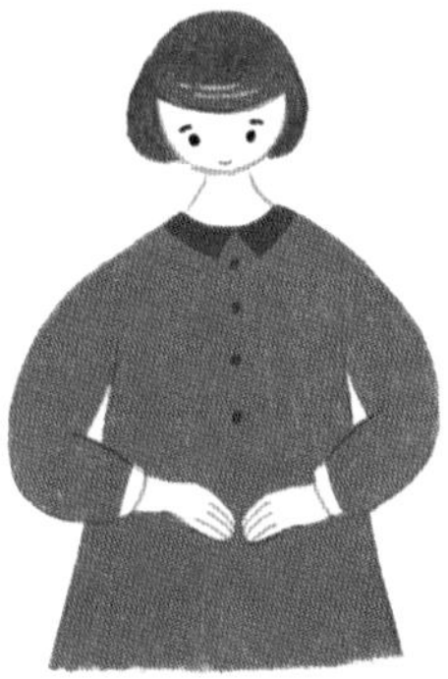

溫暖身體，提升免疫力的紅茶茶譜

身體每一寸都暖和起來的「黑胡椒皇家奶茶」

皇家奶茶非常濃醇，牛奶占了一半以上的比例，也是發源自日本的配方。一般奶茶會使用偏濃的紅茶，再依口味偏好添加適量的牛奶。但是皇家奶茶是用溫牛奶徹底萃取紅茶的風味，因此滋味濃重、口感圓潤。牛奶能夠柔化其他食材的滋味，與辛香料的刺激風味相輔相成。

黑胡椒是一般家庭常見的經典辛香料，而且具有促進血液循環的效果，同樣有助於改善身體冰冷的問題，可望與紅茶的「溫性」效果達到加乘作用。黑胡椒皇家奶茶的黑胡椒滋味不會太過強烈，能夠感受到深層濃醇的尾韻，仔細品味暖意逐漸滲入身體的感覺，非常推薦。

材料（約2杯）

茶包……3包（預計杯數＋1包）
牛奶……200cc
水……200cc
黑胡椒（粗粒）……1小匙

製作方法

1 將牛奶與水倒入單手鍋後開火。
2 將茶包放進小碗中，倒熱水（另外準備）浸泡（沾溼茶包的程度即可）。只要多這一道程序，就更容易萃取出茶液，非常重要。

3 在1沸騰前取下火爐，將2連水一起倒入鍋中，再撒入黑胡椒後蓋好蓋子，浸泡3～4分鐘。

4 時間到了之後，將茶包上下左右甩動，使紅茶萃取狀態均一後再取出茶包，接著將紅茶倒入杯中，大功告成。

*可添加細白砂糖或蜂蜜等增加甜味，嘗起來更加醇厚。

遠離感冒的「橘子紅茶」

橘子是冬天必吃的水果之一，而紅茶能夠與形形色色的食材搭配享用，和柑橘類更是相得益彰，坊間甚至有檸檬紅茶這款經典口味。這裡要介紹的橘子紅茶不僅好喝，還有機會讓橘子的維生素C與紅茶多酚雙重出擊，提高對抗感冒的抵抗力。

材料（3～4杯）

茶包……2包
熱開水……500cc
橘子……1顆

製作方法

1 將熱水注入茶壺，放入茶包，蓋上壺蓋悶約3分鐘。這時請勿搖晃茶包，靜置即可。

2 3分鐘後將茶包上下左右甩動，使紅茶萃取狀態均一後再取出茶包。

3 將橘子橫切一半，擠入橘子汁，接著將紅茶倒入杯中，大功告成。

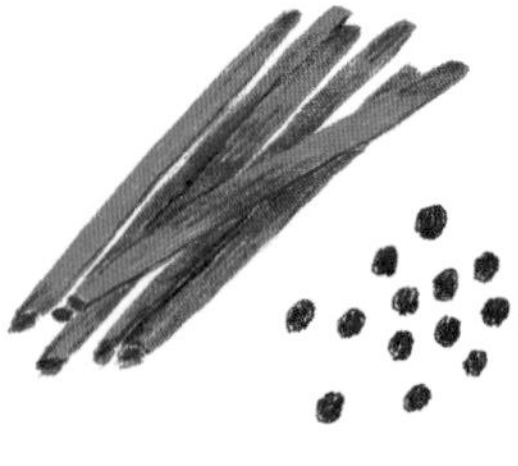

Chapter 3

紅茶能量！
賦予美容與減肥奇效

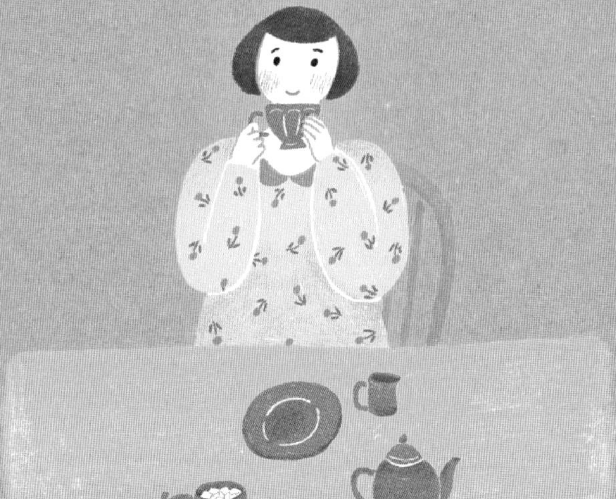

薑味紅茶辛辣熱潮，究竟魅力何在？

紅茶的一大魅力，就是能夠搭配形形色色的食材，所以本書也將介紹許多紅茶的茶譜。紅茶除了確實表現自身風味外，還能夠引出各食材的優點，強大的力量向來令我佩服。將紅茶比喻為人類的話，就是待人溫柔、朋友眾多，擅長引導出朋友優點，個性相當大方，相處起來非常愉快，而且氣質優雅又令人難以忽視。世界上真有這樣的人時，肯定非常迷人，令人崇拜。

紅茶搭配乳製品、水果或辛香料的表現都非常優越，甚至連豆沙或梅干等日式食材都能夠交織出可口風味。**如此百搭的紅茶，讓人能夠盡情發揮創意，無論怎麼搭配都美味，其中堪稱黃金搭檔的更是曾在日本引爆風潮的**

「薑味紅茶」。薑味紅茶主要在想減肥的女性之間流行，紅茶與薑共同演奏出的交響曲妙不可言，市面上甚至推出許多薑味紅茶的茶包，簡直可以視為經典紅茶口味的一種。

在所有溫暖身體的食材當中，薑非常具有代表性。其辣味來源的成分「薑烯酚」（Shogaol）能夠促進血液循環，藉由溫暖身體達到提升基礎代謝的效果。第二章有提到紅茶溫暖身體的效果，因此紅茶加上薑當然能夠進一步提升體溫。

純薑茶滋味太過強烈，難以入喉，但是紅茶能夠以柔克剛，使薑味變得平易近人，更容易養成長期飲用的習慣。薑不僅是各大超市都有賣的常見食材，相信許多家庭也常備以隨時入菜。

只要把一茶匙的薑泥加入剛泡好的紅茶中，就完成了薑味紅茶。使用生薑時連皮一起，能夠進一步發揮薑的有效成分。當然這麼做也會使薑味更加強烈，但是別擔心，紅茶會為我們柔化這份滋味的。嫌磨薑泥麻煩，或是家裡沒有備薑的習慣，也可以用市面上的薑粉或薑泥代替，總之請先以對自己來說較輕鬆的方法開始嘗試吧。雖說親手磨出的薑泥，不管是滋味還是有效成分的效果都比市售的還要好，但是養成任何習慣前的一大關鍵，就是降低麻煩。所以盡量簡化程序，也是想要維持一項習慣並持之以恆時必須留意的。

減肥也是，過度限制飲食的話就無法持久對吧？所以請藉由薑與紅茶提升基礎代謝，努力實現健康減肥吧。

熱身前一杯紅茶，有效促進體內燃脂

三十年前某個日本節目，曾在轉播馬拉松賽事時，介紹跑者們準備的特製飲品，其中一位日籍選手就準備了紅茶。當時尚未踏入紅茶世界的我心想：「跑馬拉松竟然喝紅茶，太奇妙了吧？」

加入紅茶業界不久，就解開了當時的疑惑。應該不少人隱約知道，「**脂肪**」與「**肝糖**」是人體的能量來源對吧？對「**肝醣**」沒概念的人，想必也聽過「**醣類**」吧？簡單來說，肝醣就是身體吸收的醣類。

雖然脂肪與肝醣同屬重要的能量來源，但是儘管身體累積了充分脂肪，肝醣卻相當有限。從事馬拉松這種講究持久力的運動時，就需要耗費大量的能源，肝醣耗盡的話就會造成身體「斷電」。展開馬拉松這種長時間持續的運動時，體內通常會先從肝醣開始消耗；但是有研究發現運動前飲用紅茶的話，能夠使消耗順序顛倒，先從脂肪開始消耗。如此一來，肝醣就能夠保存到最後一刻，因此紅茶對馬拉松來說才會這麼重要。

就算不是運動選手，我們一般人在運動時也是一樣。既然都努力運動了，

就先喝一杯紅茶，以期有效消耗脂肪吧。

話說回來，紅茶為什麼能夠引發如此現象呢？**其實就源自於紅茶中的「咖啡因」**。相信很多人都認為咖啡的咖啡因含量大於紅茶吧？這部分將在第六章進一步說明，不過確實有報告顯示咖啡也具備相同效果。但是考量到含在口中時的順口度，以及與其他食材相搭配的美味程度，兩者相較之下還是紅茶優秀許多。更何況運動是為了健康，自然也要藉紅茶補充水分，才能夠進一步為健康加分。

重口味美食好享受！就由紅茶一次清空罪惡感

紅茶中的咖啡因具有燃燒脂肪的效果，特別是在運動前飲用，效果會更加明顯。**研究報告顯示，在運動前大約三十分鐘飲用，並持續二十分鐘以上的有氧運動，就能夠加強脂肪的燃燒**。如果想要體驗紅茶的燃脂效果，運動當然是不可或缺的條件。

可是，相信不少人因為生活型態侷限，或是受限於身體狀況，無法持續進行有氧運動。幸好也有相關研究顯示，透過飲食攝取紅茶同樣有所助益。**紅茶多酚的成分之一「茶黃素」可抑制體內脂肪的消化吸收。食用含大量油脂的食物時搭配紅茶，便能降低脂肪吸收率，當然也就有助於預防肥胖**。

確實，吃得滿嘴油膩後喝一口紅茶，口腔頓時感到清爽許多。因此當我們享用重口味的料理，或是午餐免不了外食的時候，不妨養成搭配紅茶的用餐習慣，長久持續下來或許就能獲得不錯的成效。但是切記請飲用原味紅茶，不要再額外添加砂糖等其他調味，因為糖分會比紅茶先產生作用，自然就削弱脂肪吸收的抑制效果了。總之請相信紅茶本身簡樸的力量吧。

運動時這樣喝！補充電解質更消暑

現在的夏天一年比一年熱，雖然運動是美容與健康不可或缺的要素，要是因此中暑或脫水就本末倒置了，所以炎炎夏日請特別留意。夏季通常會在戶外運動，這時可別忘了準備飲料。平常若能夠決定好運動固定要搭配的飲料，就會方便許多。雖然前面建議飲用熱紅茶，但是運動時還是要搭配冷飲比較舒服對吧？

外子經常出門打高爾夫球，這時我會準備以紅茶為基礎的飲品，放在水壺中讓他帶去。**盛夏運動會大量排汗，為了補充隨著汗水流失的體內鹽分，我有時候會添加偏多的鹽巴。只要搭配充足的冰塊，就算鹽分重一點也不會太明顯。有時也會添加大量的檸檬汁，讓口感清爽一點。**

覺得甜一點比較好入口時，我會使用蜂蜜。**在泡得較淡的熱紅茶中添加少許蜂蜜拌勻，再添加大量的檸檬汁，就完成了自製「蜂蜜檸檬紅茶」，最後再與大量冰塊一起倒入水壺中，就很適合讓外子帶出門了，而外子也對這項飲品非常滿意。**至於為什麼要將紅茶泡淡一點呢？因為紅茶滋味過重時，會與檸檬互爭鋒頭，所以縮短浸泡時間打造清爽滋味比較恰當。

健行時，也要隨身攜帶飲料比較好對吧？健行是相當易於進行的代表性有氧運動。因為紅茶的咖啡因能夠提升持久力，有效燃燒脂肪，所以健行前三十分鐘不妨先喝杯紅茶，接著再裝一水壺的紅茶帶出門吧。

養成這種習慣比任何作法都要經濟實惠。畢竟為了美容長期服用昂貴健康食品或是護膚，無論哪一種辦法都會非常耗費金錢，很難持之以恆。因此養成喝紅茶的習慣，對家計也有正面效果，非常適合積極培養。

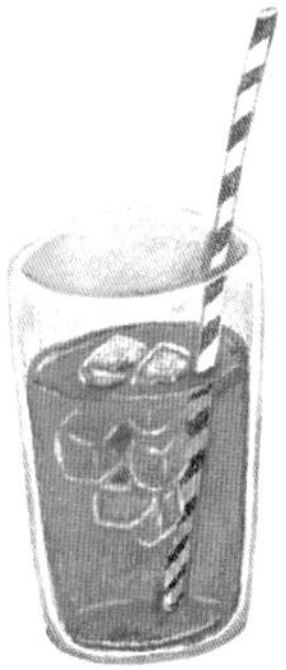

檸檬、薑與蜂蜜，再加上紅茶，打造不疲憊生活

身為女性，我當然對美容相當感興趣，但是相較於特殊的美容方法，我更著重於在日常生活中養成輕鬆就可以辦到的習慣。除了第二章提到的睡眠充足與均衡飲食，這幾年我也為了美顏而特別留意「不讓疲勞累積」、「不將疲憊帶到隔天」的原則。

疲憊時就什麼都不想做，連做菜都嫌麻煩，最後只想吃外食或是簡單吃點完全沒顧慮營養均衡的東西。即使填飽了肚子，長久下來也只會愈來愈疲勞，陷入惡性循環。洗澡時也會比較省略許多步驟，隨便虛應故事，僅沖澡而不泡澡。就算將滿身大汗的身體沖洗乾淨，要是跳過確實溫暖身體的重要

程序，疲勞就不會減輕，只會一直累積下去。

這幾年我都在努力打造「不疲憊的日常生活」，**我非常憧憬身心保持健全，想做什麼、該做什麼都能夠隨時去做的生活**。因此只要得知有助於消除疲勞的食材，我都會盡量運用在日常飲食當中。其中特別常用的食材，就是前面再三強調的「檸檬」。

我將檸檬買回家後，不會直接放在一旁置之不理，為了在需要的時候方便隨時取用，我會事先將檸檬切片，處理成半月狀後再放進冰箱冷藏。只要將切好的檸檬放進保鮮盒裡，想要使用的時候就可以隨時拿出來，而且不需要再動用到砧板以及刀具等。

我每天早晚必喝紅茶，白天會依工作狀況喝三四杯，且幾乎都是喝原味。特別疲勞的時候，會在晚餐後飲用添加大量檸檬汁的熱紅茶。覺得快要感冒時，則會添加大量的薑泥，覺得喉嚨狀態不佳時則會改加蜂蜜。以茶匙充分

攪拌後再飲用，能夠徹底放鬆內心。

紅茶對我來說就像種小小的魔法，光是擁有隨時應付特殊狀況的茶譜，就能夠為日常帶來活力。這些滋味任誰都能夠愉悅喝下，所以我經常推薦給親朋好友。

美容專用的紅茶茶譜

趕跑疲憊的「薑味蜂蜜紅茶」

能夠從體內徹底溫暖身體的薑與紅茶，本身就已經是黃金搭檔，再加入蜂蜜不僅口感變得更加順口，還能夠增加消除疲勞的效果，堪稱萬能茶譜。覺得自己快要感冒時，建議再加點檸檬。

薑的用法五花八門，可以切片、切絲、曬乾、磨成粉等等，為了徹底攝取薑的成分，這裡建議連皮一起磨成泥。不喜歡薑的纖維時，也可以用茶篩等過濾，但是不過濾才能夠完美發揮功效，所以泡薑味蜂蜜紅茶時，我會改用茶包而非茶葉，避免讓薑隨著茶葉過濾掉。

紅茶加入蜂蜜時，有時茶色會變深，這是由於蜂蜜中的鐵質造成的自然現象。雖然對身體無害，但是想避免這個情形時建議使用金合歡蜂蜜。金合歡蜂蜜本身的顏色較淡，因此很適合搭配紅茶。

材料（2～3杯）

茶包……2包

熱水……400cc

薑……約20g（切片時約6～7片）

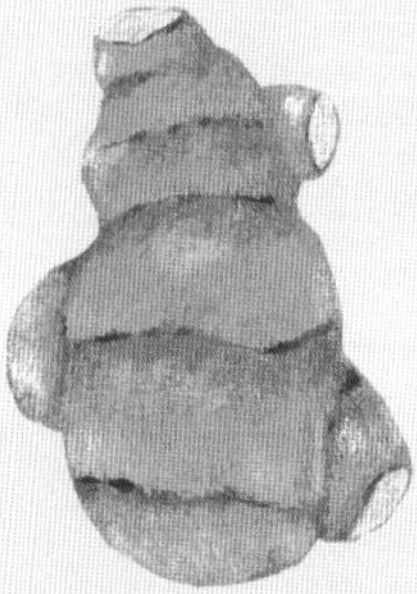

製作方法

1 將熱水注入預熱過的茶壺後，放入茶包。

2 添加薑泥後蓋上蓋子浸泡約3分鐘。

3 3分鐘後將茶包上下左右甩動，使紅茶萃取狀態均一後再取出茶包。

4 添加蜂蜜後拌勻，蜂蜜溶解後再倒入杯中，大功告成。

＊添加檸檬汁可以讓滋味更清爽，請依喜好決定是否添加。

奇特的搭配「毛豆豆漿奶茶」

毛豆配紅茶？大部分的人看到這份茶譜難免會感到意外吧？其實許多甜點都運用了毛豆，從這個角度來思考，就會發現毛豆配紅茶其實並不奇怪。

我的家鄉秋田縣大館市盛產毛豆，這是我好奇兩者相加的效果後所想出來的茶譜，有段時間我經營的茶館菜單上也有列出毛豆豆漿奶茶，推出後意外深受女性喜愛。

夏季生產的毛豆，有助於預防熱病症候群，還有消除疲勞的效果；以豆漿取代牛奶，則是為了攝取有助於女性健康與美容的「大豆異黃酮」。這份茶譜使用了大量豆漿，喝完會有飽食感，很適合當成減肥飲品。

材料（2～3杯）

茶包……3包
豆漿……400cc
毛豆……50g
鹽巴……少許
*可依口味添加細白砂糖或蜂蜜。

製作方法

1 毛豆去莢後，使用磨缽或調理機磨成粗粒膏狀。

2 將豆漿倒入單手鍋，添加1的毛豆後開火。

3 將茶包放進小碗，在倒入熱水（另外準備）浸泡（蓋過茶包即可）。

4 加熱2的同時要邊攪拌，並在快沸騰前將鍋子從瓦斯爐拿開。將3連同浸泡的水一起倒入單手鍋後，添加少許鹽巴，並蓋上鍋蓋浸泡3～4分鐘。

5 3～4分鐘後，將茶包上下左右甩動，使紅茶萃取狀態均一後再取出茶包。這時順便用茶包帶走表面的豆漿薄膜。倒入杯中後即大功告成。

＊建議連同毛豆泥一起倒入杯中，才能夠確實攝取毛豆的營養。

滋味清爽的「藍莓紅茶蘇打」

顧眼睛的藍莓，近來也因卓越的護膚效果而吸引眾人矚目，而且不必剝皮也不必切，想吃就能夠輕鬆享用。這裡要活用藍莓外表的可愛顆粒，打造出兼顧視覺饗宴的冰紅茶，若再搭配氣泡水，就能夠瞬間增添暢快淋漓的口感，帶來口感極佳的好滋味。

材料（約2杯）

茶包……2包
熱水……200cc
藍莓……約20～30顆

冰塊……適量（能夠裝滿杯子）

氣泡水……適量

寧片……適量（裝飾用）

製作方法

1 沖泡兩倍濃的熱紅茶。將熱水注入預熱過的茶壺，放入茶包並蓋上蓋子，浸泡約1分半鐘。

2 將數顆藍莓倒入玻璃杯，接著交錯放入冰塊與藍莓，使藍莓均勻分布在杯中各處。冰塊要塞滿整個杯子。

3 將兩倍濃的熱紅茶，倒入放滿冰塊的玻璃杯中，直到八分滿。

4 擺上裝飾用的檸檬片後，從上方注入氣泡水即大功告成。

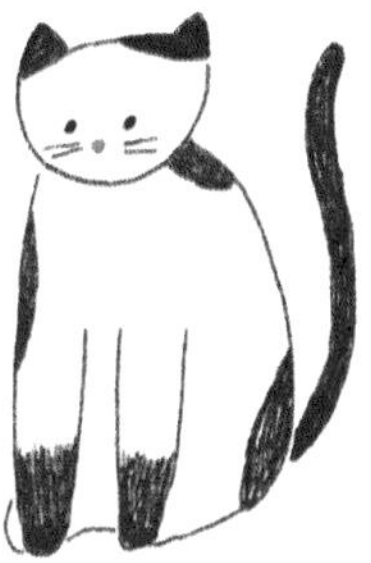

還有更多！紅茶的魔法，
守護青春與健康

Column 1

紅茶可溫柔照護曬後的肌膚

不管多麼努力做好防曬措施，還是難免在重要時刻忘記做好防護，等注意到的時候，皮膚早已經被陽光曬得又刺又紅，這時總覺得流出的不是熱激發出的汗水，而是其他某種液體了。

遇到這種情況時，回家後請務必運用紅茶做好曬後照料，因為紅茶多酚似乎有鎮靜效果，能夠對抗日曬造成的肌膚炎症。這時如果能夠直接將紅茶倒入浴缸中泡湯，可以說是再奢侈不過的享受！但是紅茶色素會染紅浴缸，洗起來非常辛苦，建議只要將用過的茶包當成貼布，敷在被陽光照得燒燙的肌膚即可。平常用完茶包後就可以放進冰箱冷藏，需要時會方便許多。

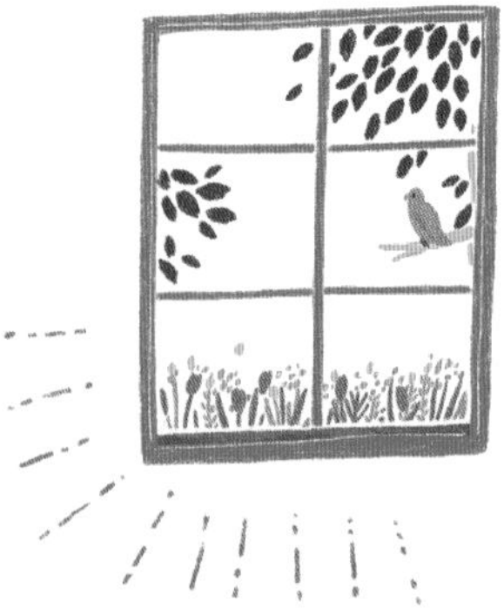

對抗眼睛疲勞的紅茶眼膜

這裡要介紹另外一個重複利用茶包的方法。

據說紅茶也有助於對抗眼睛疲勞，現代應該多了很多得整天盯著電腦或手機看的族群對吧？日積月累的操勞，會讓眼睛在不知不覺間愈來愈疲憊。因此日用雜貨店的商品架上，時常擺了許多減輕眼睛疲勞用的商品。但是各位其實不必購買專用商品，只要手邊有用過的茶包，就能夠輕易緩和眼睛疲勞。

首先請將用過的茶包放進冰箱冷藏，需要保養眼睛的時候，再拿出來敷在眼睛上。閉著眼睛，敷上數分鐘後再翻面，就能夠從深處慢慢消除眼部疲勞，讓雙眼恢復明亮。

此外，以茶包冰敷的冰涼觸感與淡雅的紅茶香，也有助於令保養時光更加放鬆。

藉紅茶整頓腸胃不順

腸胃衰弱時，全身都很容易不舒服，諸如食慾不振、懶得動、缺乏幹勁。據說腸胃不順也是造成肌膚問題的原因之一。

而紅茶似乎也能夠對抗如此難纏的腸胃不順。有研究報告顯示，紅茶中的茶紅素能夠抑制腸道中的部分壞菌，有助於整頓出均衡的腸內環境。也就是說，每天飲用溫熱的紅茶，藉由日常飲食做好健康管理，身體就會自然形成良好的規律。

所以請各位運用紅茶的神奇力量好好整腸吧！將腸道環境整頓得井然有序，就能夠獲得健康美麗的身體。

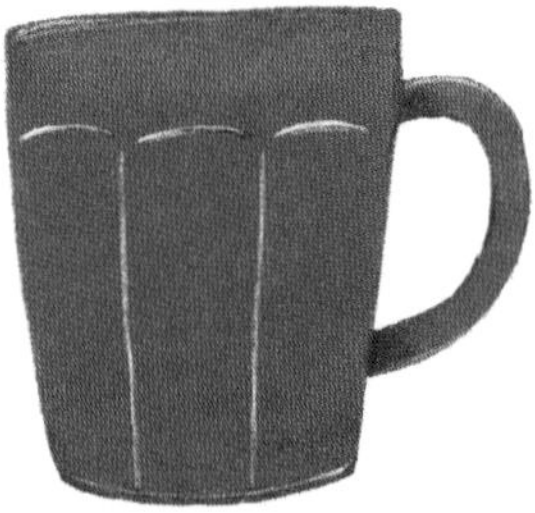

Chapter 4

超一流抗氧化，打造不易生鏽的體魄

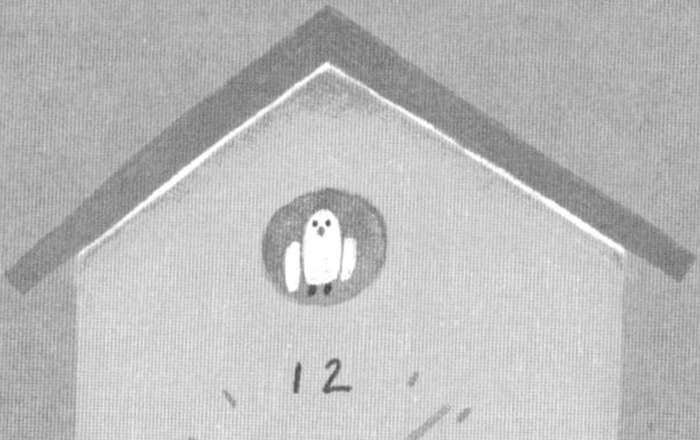

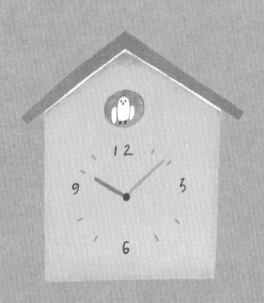

延長健康壽命，預防文明病是關鍵

人人都想長壽，但是「長壽」有個很重要的大前提，那就是需要擁有「健康」的身體。

日本素以世界第一長壽國家聞名於世，根據二〇一六年的調查，日本男性的平均壽命為八〇．九八歲，女性則為八七．一四歲。雖然當今持續朝向高齡化社會邁進的國家不只是日本，每個發展國家都一樣，但是人們追求的不僅只是長壽，還必須是健康的長壽，因此現代社會重視「健康壽命」遠勝於「平均壽命」。根據同一時期的調查顯示，日本男性的健康壽命為七二．一四歲，女性則為七四．七九歲。

健康壽命，是在沒有顯著的健康問題下，可自主獨立且毫無受限地享受日常生活的期間。由此可以看出，平均壽命與健康壽命之間仍存有相當大的距離。也就是說，這個資料顯示出人們需要他人照護才能夠生活的年數，遠比我們以為的還要長。

與健康壽命息息相關的其中一項因素，就是「文明病」。在過往，日本社會習慣將隨著年齡增長而一一浮現的疾病，稱為「成人病」。但是後來研究發現這些疾病深受飲食習慣、運動習慣、抽菸喝酒嗜好，以及休養娛樂方式等日常生活習慣所影響，所以後來便改稱為「文明病」，而這樣的稱呼使用距今也已經超過二十年了。

具體來說，運動不足會造成肥胖、糖尿病、高血壓等症狀，飲食習慣不佳則會造成糖尿病、大腸癌、牙周病等疾患。若是情況持續惡化，還有很高的風險會發展成心肌梗塞、腦中風等致命疾病，所以現今普遍認為健康的關鍵就在於每天的生活習慣。

抗氧化物質，打造不老的體質

各位是否聽過**「活性氧」**這個名詞呢？雖然在日常生活中不太有機會聽到，可是重視健康的人，或許就曾透過健康或美容方面的電視節目等，從各個管道接收相關的資訊。簡單來說，肉眼不可見的活性氧，正是引發文明病的可怕元凶。

人類維生必須呼吸，我們得從空氣中攝取大量的氧氣才能夠持續生存；而透過呼吸所攝取的氧氣裡，有一部分屬於活性氧。進入體內的活性氧可幫助我們擊退細菌或是病毒，可是當活性氧量過剩時，就會開始對體內產生負面的影響。目前普遍認為造成活性氧過剩的因素，其中就包括吸菸、空氣汙染以及壓力等。

這些過剩的活性氧，會攻擊正常細胞與基因，使其氧化。構成基礎的細胞與基因一旦氧化後，身體就猶如生鏽的金屬，會提早老化並衍生出形形色色的疾病。

沒想到原本應該守護身體的活性氧，竟然會因為數量過多而變壞！這讓我不禁聯想到人際關係也是如此。人類社會也是人數一多，就開始分群組成各個小團體，每個小團體之間容易彼此扞格對吧？但是肯定有什麼辦法可以改善人際間的矛盾吧？如果是戲劇或電影世界，這時就會有某個勇敢的人居間協調，甚至努力整合大家。

事實上，這樣的情況不只發生在戲劇世界，**人體內出現過剩的壞蛋活性氧時，同樣會有挺身而出對抗的勇者，這名勇者就是——抗氧化物質，也就是負責消除活性氧的物質**。而且改善方法並不困難，只要留意日常的飲食，就能夠從食材中攝取抗氧化物質。

天天攝取，抗氧務求持之以恆

目前已知，消滅體內過剩的活性氧，有助於預防文明病。但是活性氧是相當難纏的敵手，沒辦法一口氣斬草除根。活性氧會像雜草一樣春風吹又生，所以我們絕不能夠輕易中止或偃旗息鼓——光是考慮到這些對策就不禁覺得疲憊了吧？但是，其實我們身邊有許多強大的夥伴，能夠保持勇猛的勢頭擊退活性氧，這些夥伴就源自於每天的飲食內容。據說我們每天吃進嘴裡的食材，或多或少都擁有抗氧化物質。

食材的抗氧化能力各異，而抗氧化能力，就是擊退活性氧的實力程度。目前有研究報告顯示，紅茶的抗氧化能力在眾多食材當中名列前茅。

知名的抗氧化物質，包括蔬果中富含的維生素C、E、β-胡蘿蔔素，還

有前面提到無數次的「紅茶多酚」。此外，已經有研究發現，紅茶多酚是抗氧化大將，甚至比維生素C、E還要勇猛。

根據美國農業部（USDA）的實驗結果，雖然大蒜、青花菜、胡蘿蔔也是抗氧化大軍的強兵猛將，但是喝一杯紅茶所帶來的效果，卻比吃一餐大蒜、青花菜與胡蘿蔔還要好。這讓人不禁佩服起紅茶，儘管行事低調，實力卻極其深厚。

知道紅茶有這麼強大的抗氧化能力後，各位可能會以為只要盡量喝紅茶就能夠安心了，但是仍有些重點要請各位留意。

首先要注意的是，抗氧化物質沒辦法一口氣大量攝取後儲藏在體內，**必須每天持續攝取，才能夠踏踏實實地持久擊退活性氧**。由此可知，日常生活習慣對健康維持來說非常重要。然而青花菜、大蒜等食材可能很難確保每日攝取，**從這個角度來看，不管是在家、上班還是外出都能夠輕易飲用的紅茶，**

正是必須好好把握的重要夥伴。

另外還有一個重點——雖然抗氧化物質可以單打獨鬥，但是搭配多種抗氧化物質能夠事半功倍，獲得更好的效果。也就是說，**拉攏愈多目標相同的夥伴，對抗活性氧的力量就愈強大。**如前所述，**紅茶相當百搭，既可搭配餐點，也能夠與食材組合在一起，是能夠輕易增添附加功效的飲品，所以我們自然也能夠輕易地在生活中實踐。**本書所提供的茶譜，不僅著眼於美味程度與獨特性，從增加抗氧化物質的角度來看，同樣極富意義。

先吃蔬菜，配一杯紅茶，現代飲食新守則

日本的飲料種類豐富，寶特瓶與瓶裝飲料不斷推陳出新，外食時能夠選擇

的搭配飲品也多得不得了，就算下定決心要一律點紅茶，還是難免被其他飲品吸引而轉移了注意力。除此之外，普羅大眾也很容易被先入為主的印象影響，認為紅茶屬於下午茶時段專門搭配的飲品。紅茶在日本飲用的場合相當受限，這確實是無可否認的現實。

從今天起，試著建立「用餐時喝紅茶有益健康」的觀念如何呢？世界各地就有許多研究報告，帶來了這樣的好消息。

其中最值得注目的，就是紅茶可抑制餐後血糖上升的效果。血糖值是表現血液中「**葡萄糖**」（glucose）濃度的數值，其英文與第三章登場的肝醣（glycogen）相似，這是因為肝醣其實就是由許多葡萄糖聚合而成的物質。

我們用餐後，血糖會暫時升高，這時身體會分泌名為「**胰島素**」的激素，下達「要求血糖值恢復正常」的指令。血糖值會隨著飲食內容與身體狀況變化，持續飆高的話便會造成負面影響，提高罹患糖尿病等文明病的風險。

各位是否有聽過用餐順序很重要，應該盡量從蔬菜開始享用的進食原則呢？這是因為先吃蔬菜有助於減緩餐後血糖值的升高幅度。無論肚子多麼餓，一開始就大口吃飯，會造成血糖值飆升，對身體很不好，所以社會才不斷宣揚「用餐要從蔬菜開始吃」的觀念。

研究也發現，遵守這個原則之餘，再搭配紅茶可發揮更好的效果。因為邊用餐邊享用紅茶，同樣能夠抑制餐後的血糖值上升。

不只是「先吃蔬菜」，從今天開始也在用餐時搭配一杯紅茶吧。建議在餐前或用餐過程將紅茶當成水飲用，不要等到餐後才開始喝。雖然很多人喜歡要求套餐附贈的飲料待餐後再上，但是考量到抑制血糖值上升的功效，還是建議改成餐前喝吧。

另外還有研究顯示，用餐搭配紅茶除了可控制血糖之外，還有其他與血管健康相關的優點。

據說食用漢堡、牛排等高脂肪且重口味的食物時，血管內皮（血管內側的上皮細胞）受損機率很高。**但是研究報告指出，搭配紅茶有助於減輕血管內皮損傷的風險。**

雖然我們可以透過重訓鍛鍊肌肉，但是血管可沒辦法鍛鍊。我們看不見也很難感受血管的狀態，所以想保有「血管健康」，日常飲食就格外重要了。

談到飲食的重要性時，人們很容易聚焦在減肥或肌膚狀態等能夠輕易判斷的表面現象，畢竟看得見才便於我們理解。事實上，飲食品質的影響力會深入體內每一個細節，而肉眼看得見的改變，正是種種細節交織而成的結果。

所以，請別再將紅茶視為餐後甜點或下午茶專屬飲品，如今正是「紅茶要與餐點一起享用」的時代。當然，各位還是可以在餐後或吃蛋糕時點一杯紅茶，畢竟紅茶種類相當多元，很適合依喜好或搭配食物作不同的選擇。一想到這方面的樂趣，我不禁認為藉由紅茶享受生活，正是人生的醍醐味。

為家常料理
添一分異國餘韻

前面提到，現在可是「紅茶要與餐點一起享用」的時代，但是不管種類多麼豐富，紅茶畢竟就是紅茶，一想到未來要整天喝紅茶或是全年都喝紅茶，或許會令人覺得壓力大。畢竟世界上有這麼多種美味的飲品，當然也會想嘗嘗其他的滋味。

所以在此要建議各位，不妨試著考慮「喝」紅茶以外的選項。我們也可以將紅茶的優點活用在料理上。

像是許多坊間食譜都會介紹的「紅茶滷肉」，也就是將一般滷肉的滷汁換成紅茶。肉的油脂會在滷的過程中適度地溶解於紅茶裡，不僅能夠打造出滋潤美味的口感，還能夠去除豬肉特有的腥臭味。我個人推薦的食譜，在烹煮過程只要用到紅茶與豬肉即可，完全不添加調味料或辛香料，而是等煮好後再依個人口味調味即可。像這樣不事先調好味道，就能夠當成常備菜，活用在各種料理中。

我非常喜歡吃炒飯，對炒飯當然也更加講究。某天我炒飯時心血來潮加入紅茶滷肉，結果驚為天人，至於作法……其實就是用紅茶煮豬肉而已。後面將在88頁介紹這道菜，請各位務必嘗試。

另外，也很推薦將紅茶當成湯頭煮湯，如此一來，不僅湯品的滋味會更加圓潤，還能夠徹底攝取紅茶的成分，可謂不折不扣的養生湯。或是直接將滷完豬肉的紅茶拿來煮湯，滋味也很棒。

從溶解油脂、使滋味豐潤圓滑的角度來看，還能夠衍伸出像是「紅茶涮涮鍋」等等有趣的料理。我很久以前到臺灣出差時，就曾嘗試過奶茶火鍋，那是道非常清爽的料理。

除此之外，紅茶還可以活用在任何「需要上色」的料理，其中最具代表性的就是「滷蛋」。烹調滷蛋的時候。不僅要用顏色極深的調味料燉煮，還必須靜置一晚以上才能徹底上色。但是，只要藉助紅茶的力量，就能夠在短時間內確實上色。作法也很簡單，只要將一兩包茶包與調味料放進沸騰的熱水，放入蛋燉煮過後再靜置三十分鐘，就能夠染出相當漂亮的顏色，也省下不少時間。

告別文明病的紅茶茶譜

拓展料理可能性的「紅茶滷肉」

用紅茶滷肉，能夠消除豬肉特有的腥臭味，口感還會變得滋潤柔軟。食用時可以自行添加喜歡的調味料，也可以當成下酒菜、切丁後炒飯或是當成拉麵的配料。切成薄片搭配沙拉，同樣相當美味。

材料（易於製作的分量）

茶包……2包
水……1ℓ（以蓋過豬肉為基準）
塊狀豬肉……200g

製作方法

1 將水倒入鍋中開火，沸騰後倒入茶包與豬肉，轉為中火煮約3分鐘。
2 切成小火後取出茶包，再燉煮約40分鐘。
3 取出豬肉即大功告成。

紅茶風味的「洋蔥湯」

紅茶擁有圓潤滋味、增添濃醇感的密技；再搭配極富抗氧化能力的洋蔥，就能成為強大的抗氧化料理。另外也推薦搭配麵包丁或是小餅乾，就是一道很棒的宵夜。

材料（2～3人份）

- 洋蔥……1／2顆
- 茶包……1包
- 水……500cc
- 法式清湯湯塊……1塊

醬油……1小匙
鹽巴、胡椒……少許
橄欖油……少許

製作方法

1 在鍋中倒入少許橄欖油後，倒入切成薄片的洋蔥並炒軟。
2 將水與高湯塊倒入鍋中，煮至沸騰。
3 沸騰後放入茶包，以小火煮約3分鐘，接著取出茶包。
4 添加醬油、鹽巴、胡椒調味後，即大功告成。

滋味清爽的「新鮮蘋果紅茶」

蘋果的抗氧化能力是眾多水果之中的佼佼者，非常建議積極攝取。從市面上售有許多蘋果紅茶，即可看出兩者有多麼搭。這裡就要活用紅茶與蘋果的契合度，打造出散發新鮮蘋果香氣的紅茶。

材料（2～3杯）

- 茶包……2包
- 熱水……400cc
- 蘋果……1／2顆

製作方法

1 將蘋果切成方便食用的片狀後，放入預熱過的茶壺。
2 往茶壺裡注入熱水，放入茶包，蓋上壺蓋浸泡約3分鐘。
3 3分鐘後將茶包上下左右甩動，使紅茶萃取狀態均一後再取出茶包。將紅茶倒入杯中，大功告成。

＊請將壺中蘋果一起倒進杯中享用吧。

Chapter 5

口腔的疑難雜症，全部交給紅茶解決！

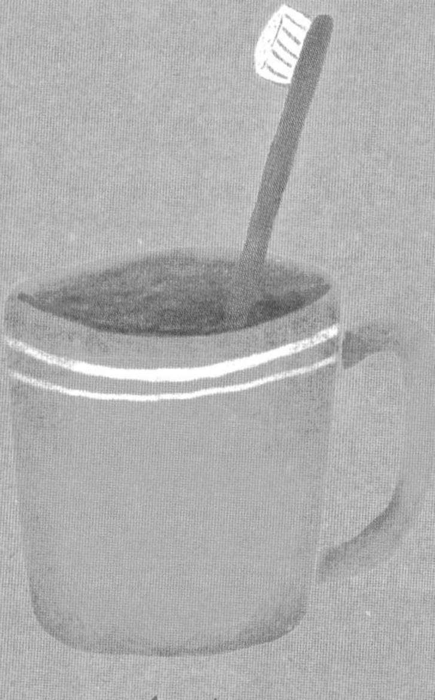

日益重視的口腔健康管理

據說，日本人平均一天的刷牙次數為二．七次，以三百六十五天來算的話，一年刷牙次數將近一千次。

現代人對口腔健康的在意程度，似乎與二十年前有了非常大的不同。根據口腔保健產品製造商提供的數據，發現以前刷牙的主要目的是「預防蛀牙」，但是現在最多人在意的問題卻是「牙周病」。而口腔保健用品除了牙粉、牙刷外，還增加了漱口水、齒間刷、牙線等，每樣都已經深入一般人的生活。

現今會看牙醫的患者，對於口腔保健的概念也較以往提高許多。以前有不少患者都是拖到牙齒痛到無可再忍的時候，才會前往牙醫診所報到；不過，近年來為了預防牙齒問題，主動上門的人似乎有明顯地變多了。不僅如此，從日本厚生勞動省公布的數據我們也可以看出，定期前往牙科清除牙結石的人也增加了。

以前全家人都會共用相同的口腔保健用品，但是現在已經到了會隨著不同年齡與症狀，選擇不同商品的時代了。

我從待了多年的紅茶製造商離職後，其中有兩年是從事物流業雜誌的記者。當時在著手口腔保健市場特輯的報導時，採訪了許多知名品牌、店家與牙科醫師。從當時接收到的資訊可以判斷，保健需求最高的症狀就是「牙周病」。仔細觀察藥妝店的陳列架，也可以發現最頻繁看見的標語就是「牙周病」一詞吧？

事實上有研究報告顯示，紅茶同樣有助於對抗牙周病，所以接下來就一起了解兩者之間的關係吧。

有助牙周保養的關鍵成分

牙周病是由牙垢裡的牙周病菌引發，屬於細菌感染型的病症。牙周菌感染後，會導致牙齦與齒槽骨等牙齒周遭的組織出現發炎，也就是說，口腔內部有細菌孳生，導致牙齦發腫、出血，嚴重時可能必須拔牙的疾病，就統稱為牙周病。

牙周病最可怕的地方，在於發展過程中沒有明顯的症狀，甚至有研究表示約八〇%的日本人都患有牙周病。因為不會痛就不在意，就這樣持續放著不管，結果某天忽然就變得嚴重，正是牙周病的可怕之處。可是另一方面，只要多留心日常的口腔保養，就有助於減緩牙周病的發展，可以說是相當好預防的疾病。

有研究報告顯示，紅茶能夠有效預防牙周病。這裡發揮功效的，同樣是前面數次登場的「紅茶多酚」。由於紅茶多酚具有抗菌作用，所以能夠抑制齲齒菌與牙周病菌的繁殖。另外還有研究報告顯示，紅茶預防牙周病的效果優於綠茶。

也就是說，用餐後若是不方便刷牙時，不妨喝杯紅茶，或是用紅茶稍微漱口一下，簡單養成這樣的習慣就有助於抑制牙周病菌的滋生。但是這個時候請記得選擇無糖紅茶，若是紅茶中含有糖分，反而會促進齲齒菌大量繁殖，造成反效果。

不只含糖紅茶，漱口時也要避免選用檸檬紅茶。這是因為檸檬成分會使口腔變成酸性，進而引發僅次於齲齒與牙周病的第三大口腔疾病。這部分會在後面進一步介紹。

愈講求養生，愈容易得到「酸腐蝕」？

水果、醋以及葡萄酒，向來都散發出有益於健康與美容的形象，因此有不少人都會積極地攝取。特別是紅酒更是含有多酚的其中一種——白藜蘆醇（Resveratrol）而引發旋風，那麼各位知道這幾種食品有什麼共通點嗎？答案就是都含「酸」。近年這種酸所引發的琺瑯質溶解現象，已經形成牙齒保健方面相當大的問題。

由於酸而引起的琺瑯質溶解，就稱為**「酸腐蝕」**，雖然歐洲比日本還要早投入研究，但是目前日本也將酸腐蝕視為僅次於齲齒與牙周病的第三大口腔疾病。**尤其是愈重視健康的人，愈傾向食用高酸性的食品，例如前面提到的**

葡萄酒、醋、水果，還有柑橘類的果汁、沾醬、碳酸水等。

雖然大部分的酒精與果汁等都有引發酸腐蝕的風險，不過只要不是長時間持續飲用，我們口腔內自然分泌的唾液便能夠中和食物裡的酸性，因此不必過於擔心。若是各位想要花時間慢慢品嚐美酒的滋味時，也建議搭配白開水，品酒時穿插幾口開水。也就是說，關鍵在於不要讓口腔長時間處於酸性環境。

食品的酸性程度，會以pH值表示強度，當pH值在零至十四之間時，數值愈低，就代表酸性愈強。因此想要預防酸腐蝕的話，就必須飲用pH值高於五．五的飲品，因此屬於高pH值的茶類就令人安心許多。在所有茶類之中，奶茶的pH值尤其特別高，非常適合在飲酒後來一杯奶茶，使口中的酸性中和成正常狀態。

不過也要提醒各位，這時可別選擇檸檬紅茶。原因想必各位都明瞭了吧？

要一一考慮各種飲品的pH值實在有些難度，各位只要特別留意「會酸的食物與酒類」即可。

除此之外，刷牙時若是稍微留意牙膏成分，包裝上也很常提到「氟」這個名詞對吧？在口腔保健用品上也經常可以看見的這個**氟，其實也是紅茶的其中一種成分**。

氟具有讓牙齒更堅固的作用，更是預防齲齒不可或缺的成分。據信將氟塗在牙齒表面，同樣能夠讓牙齒更強壯。由於紅茶等茶類都含有氟，所以從很久以前就認為紅茶具有預防齲齒的效果。

但是這裡要請各位特別留意一點，那就是能夠發揮預防效果的都是原味紅茶。**只有選擇什麼都沒有添加的原味紅茶，才能夠遠離齲齒、牙周病與酸腐蝕這三大口腔疾病——這個事實也讓我鄭重地體認到，紅茶的力量究竟有多麼強大了。**

餐後一杯紅茶，消除口臭煩惱

以前有位英籍女性參訪日本時，我負責接待她幾天。當我們享用完午餐後，她從手提包裡拿出略嫌誇張的隨身牙刷組，並且對我解釋：「我來日本後最受衝擊的就是這件事。我看到年輕女性用過午餐後都會去刷牙，覺得這是很棒的習慣，所以就買了相同的攜帶用牙刷組。畢竟吃飽飯總是會很在意口腔狀況，刷完牙就可以讓我放輕鬆了。」

這位英籍女性來日本後，有幾次進辦公室與日籍員工共事的機會，似乎就是在這些場合上看見用餐後帶著牙刷組去化妝室刷牙的女性，對此感到興致盎然並養成同樣的習慣。

我曾聽說，辦公室女性之所以會在餐後刷牙，與其說是想要保養牙齒，不如該說是擔心口臭，所以才會刷好牙，以利下午安心工作。就算身處職場，也要時常打理好自身，做好清潔工作，充分展現出日本女性對美的堅持。

如果有飲品能夠抑制人們擔心的口臭，就能為生活帶來很大的幫助對吧？上班時間未必會全程待在辦公室裡，難免有不方便刷牙的時候，而且必須在用餐後立即參加會議。面對這些情況又該如何是好呢？

話說回來，口臭其實是源自於口中殘渣的蛋白質成分。如果擔心自己有口臭，就沒辦法自信滿滿地與人相處，總是擔心自己說話時會不會散發異味、會不會造成他人的不快。

有一個實驗就比較了喝湯後與喝紅茶後的口臭成分含量，**結果發現喝湯後口臭成分增加了，但是喝完紅茶的口臭成分，卻減少至飲用前的六分之一。**由此可知，用餐後利用紅茶沖洗口腔或是漱漱口，能夠讓口腔更加清爽。當然，漱口時同樣請選擇原味紅茶，不要添加砂糖或檸檬。

沒時間刷牙、外出趕時間時，只要養成飲用紅茶的習慣，就會為生活上的方方面面帶來許多助益，還能夠幫助我們在日常中表現得更加得體。

但是，可別以為只要用紅茶漱口就可以安心了。這只是在無法刷牙的環境限制下，不得已選擇的替代方案。紅茶、咖啡、紅酒等顏色都會造成牙齒的色素沉澱，同樣是必須留意的問題。所以在家中一定要確實刷牙，也要定期接受牙齒檢查。

第一章有提到用保溫瓶攜帶紅茶的習慣，這裡同樣非常推薦。隨身攜帶一瓶溫紅茶，不僅能夠解渴、溫暖身體，還能夠在無法刷牙時，讓口腔保持在最佳的狀態，可以說是外出的最佳夥伴。所以建議各位隨身攜帶紅茶，多多將紅茶的力量活用在生活中吧。

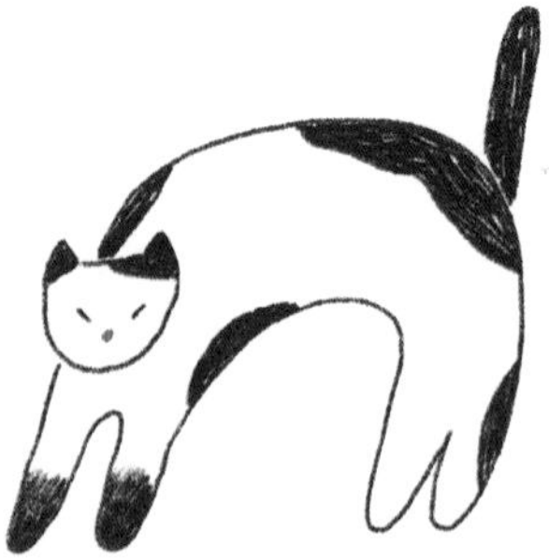

Chapter 6

探索紅茶的放鬆療效

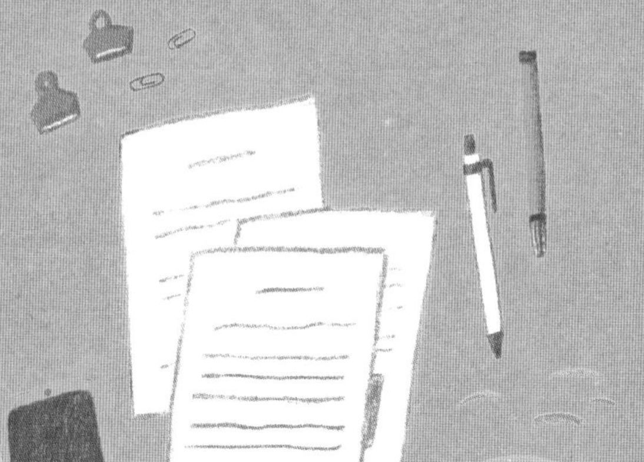

緊繃的思緒，就由紅茶舒解開來

提到「紅茶」、「品茶時光」這幾個詞，會感受到什麼樣的氛圍呢？「將紅茶倒入茶杯，並將茶杯端到眼前」、「將熱氣騰騰的紅茶含在口中」，要形容這些場景時，想必最常出現的詞彙就是「優雅」、「美好」以及「放鬆」了。紅茶不僅能醞釀出奢華、優雅與高品味的氛圍之外，還能夠讓置身其中的人感到放鬆。

不過，這可不僅止於印象，已經有科學證實紅茶確實具備這個效果，其中一大因素就是紅茶的「香氣」。科學家比較過聞過紅茶香的腦波狀態，發現代表放鬆狀態的「α波」會明顯增幅。也就是說，在「將紅茶倒入茶杯，並將茶杯端到眼前」、「將熱氣騰騰的紅茶含在口中」時，腦部已經接收到紅茶的香氣，才會感到安穩，內心也更有餘裕。

紅茶散發出的香氣柔和輕盈，不會久久不散，而是像微風般輕撫的感覺。由於紅茶的香氣並不強烈，所以當我們踏入紅茶專賣店時，不會覺得整間店充滿了濃重的紅茶香氣。紅茶的香氣也會隨著沖泡方式等條件，呈現出相當大的變化。

NHK有個人氣節目的招牌姿勢，就是一手握拳、一手的掌心向上，邊說著「難怪！」邊用拳頭輕敲掌心。這個節目在滿久以前曾做過紅茶特輯，當時我受邀協助「紅茶美味調查」的實驗拍攝。節目將我泡的紅茶香氣化為數值，以此為基準，與其他許多來賓沖泡的紅茶香作比較，結果出現了相當大的差異。

對紅茶不太了解的人所沖泡出的紅茶，與專家之間會有什麼差異呢？又是哪些差異造成香氣的變化呢？經過比較後發現，原來原因在於「熱水的溫度與狀態的差異」。

不少人覺得紅茶的沖泡方式看起來很難，不知道該不該用特別的水，也不清楚該用多少茶葉，最終甚至產生了「沒搭配昂貴的茶具，紅茶就不會好喝」這種錯覺。日本原先就有根深蒂固的綠茶文化，這些從小在家中習慣沖泡綠茶的人，反而會懷疑紅茶是否能以相同的方式沖泡。

順道一提，曾有位日本茶業界人士提到一件現象，讓我備感衝擊。那就是近來愈來愈多年輕人，不曉得「急須」這種日式茶壺的存在，據說是因為現在經常用寶特瓶喝茶的關係。這讓我不禁擔心，傳統文化會不會就這樣逐漸衰退呢？

第八章將詳細介紹能夠徹底展現紅茶香氣的沖泡方法，這裡請各位先了解一點就好——有助於放鬆身心的紅茶香氣，確實會受到沖泡方法所影響。**我**

有某位常飲用紅茶的英籍女性朋友曾這麼說過：「能夠親手掌控紅茶狀態的過程很棒，而且沖泡紅茶的過程本身就很令人放鬆。」當家事告一段落的時候、想稍微轉換心情的時候，將水倒入鍋中開火的瞬間，內心就會逐漸平靜下來——我對此也深感認同。

舒心減壓的關鍵——茶氨酸

除了嗅聞紅茶的香氣之外，目前也證實紅茶成分中的「茶氨酸」同樣有助於放鬆，所以飲用紅茶也能讓我們的身心變得更有餘裕。茶氨酸屬於鮮味的來源成分，是茶類特有的胺基酸，綠茶與烏龍茶等都有此成分，不是只有紅茶而已。也就是說，這是「茶樹」（*Camellia sinensis*）葉片裡的成分，其他僅有極少數的非茶樹植物含有這種成分，因此近在身邊的「茶氨酸」來源就只有茶而已。

某場研究比較了分別攝取茶氨酸與水後的腦波，**結果發現攝取五〇毫克的茶氨酸後，腦部會在三十分鐘至一小時後慢慢產生α波，而五〇毫克的茶氨酸約等於兩三杯紅茶。英國在喝下午茶的時候，不會快速喝完一杯紅茶，而是會將紅茶裝在茶壺裡，花時間慢慢享用。這樣的作法或許就是因為人們體驗過類似經驗所產生的。**

我經營的茶館，為了讓每一位客人都能享受最放鬆的品茶時光，所有熱茶都會以茶壺的方式供應，一壺倒出來大約是三杯的量。還不習慣以茶壺供應的客人，剛開始都會驚訝詢問：「我有辦法喝這麼多嗎？」結果當他們起身離開時都會笑著告訴我：「聊著聊著，竟然不知不覺就喝光了，很美味喔！」品茶時光能夠帶來笑容——每當我看見客人的笑容時，腦中就會再次浮現長年來的想法。

紅茶能消解壓力，安定社會

壓力社會——在每天的報章雜誌甚至網路世界，都會看到這樣的言詞，讓人不禁認為生活中帶有壓力是理所當然的事，究竟世界是什麼時候變成這樣的面貌呢？

日常生活益發便利的同時，也變得愈來愈複雜。在沒有手機的年代，人們彼此間都有默契，知道什麼時候可以打電話，因此其他時段打來的電話，不是很緊急就是打錯了。因此夜間不會與家人以外的人交流，能夠盡情做自己想做的事情，或是花時間享受泡澡。

非常方便的電子郵件，為我的工作派上相當大的用場，甚至可以說少了電子郵件，我的工作就會出狀況。然而如果沒有事先訂好確認信箱的時間，這種不分時段會收到的郵件，就很容易打亂生活規律。

當代方便的事物會讓生活變得更趨複雜，人際關係愈緊密，也就帶來愈多的麻煩。反覆過著這樣的生活時，人們的心靈就會在不知不覺間益發感到疲憊，所以必須花點時間消除內心所累積的疲勞。其中最平易近人的方式，或許就屬「品茶時光」了。

品茶時光能夠讓人稍事休息，目前也有報告證實，放鬆成分「茶氨酸」具有暫時減輕壓力的功用。想要消除內心長期累積的壓力，在日常生活中靈活運用紅茶，或許是相當好的方法。

如前所述，含有茶氨酸的不只有紅茶，同樣源自於茶樹的綠茶、烏龍茶也可以攝取到。雖然綠茶中的茶氨酸多到足以成為綠茶的代名詞，但是萃取時的熱水溫度比紅茶低，所以以萃取出的茶氨酸濃度來說，還是紅茶比較濃。再加上紅茶還多了香氣帶來的放鬆效果，可以說是光想像喝紅茶的場景，內心就會變得安穩。

茶氨酸有助於放鬆，又能夠暫時減輕我們的壓力，因此市面上有愈來愈多放鬆用的飲品或是幫助睡眠的保健食品，都添加了茶氨酸。對於面臨諸多壓力的現代社會，或許會出現愈來愈多需要茶氨酸的場合。因此，請在生活中養成能夠隨時消解壓力的小小習慣，讓品茶時光成為能夠帶來舒適生活的好夥伴吧。

茶氨酸與咖啡因，助你更專注

在前面的第三章，我們介紹「咖啡因」具備的燃脂效果，所以這裡也稍微談談咖啡因吧。

在客人們提過的許多問題中，三大常見問題之一就是紅茶與咖啡的咖啡因含量差異。其中有大半的人向我確認：「據說紅茶的咖啡因含量高於咖啡對吧？」這或許是透過電視或網路取得的資訊吧？

所以這裡要稍微聊一下紅茶與咖啡的咖啡因含量。我們每喝下一百毫升的紅茶，就會攝取三十毫克的咖啡因，咖啡則為六十毫克。也就是說，平常我們透過咖啡攝取到的咖啡因，是紅茶的兩倍。

但是用紅茶的茶葉與咖啡豆比較時，會獲得每一百公克的茶葉含有三％咖啡因，而咖啡豆則含有一．五％咖啡因的結果。認為紅茶的咖啡因比咖啡多的人，或許都是記住了這個研究結果所致。

但是實際上我們會透過液態攝取咖啡因，所以這邊請記得當紅茶與咖啡同屬飲品時，咖啡的咖啡因是紅茶的兩倍。為什麼會有這樣的結果呢？其實與一杯紅茶和一杯咖啡所使用的茶葉及咖啡豆量、熱水量有關。沖泡一杯紅茶會用到兩三公克的茶葉，以及約兩百毫升的熱水；沖泡一杯咖啡時的咖啡豆約七至十公克，熱水約一百至一百五毫升，所以飲用時的咖啡因含量會隨著萃取濃度而異。

提到咖啡因，很多人都會聯想到「提神」。這樣的聯想為咖啡因帶來「具刺激性」的形象，因此不少人對咖啡因抱持負面印象。**但是紅茶含有能夠放鬆身心的茶氨酸，因此緩和了咖啡因的作用，兩者調和後反而帶來提升專注力、讓頭腦更清醒、提升工作效率等好處，所以建議各位積極在工作空檔時喝杯紅茶。**

和紅茶一起走過將近三十個年頭，這期間有許多人問我：「妳會喝咖啡嗎？」我還是上班族的時候，有時外出吃完午餐會去公司附近的咖啡店，結果好幾次嚇到剛好也去買咖啡的同事：「咦？原來妳也會喝咖啡啊？真令人意外，我還以為妳只喝紅茶呢！」為了和公司外部的人開會，而向咖啡廳訂咖啡外送時，也記不清到底有幾個人對我說過：「我放心了～我還想說要是訂咖啡會被妳罵，不曉得該怎麼訂才好呢！」

咖啡和紅茶都是嗜好品。我們想喝的飲品，會隨著當下的氣氛、心情、餐後或兩餐之間等時段的差異有所變化。我由衷認為嗜好就應該隨心所欲，要是有所拘束，認為無論什麼情況都只能喝紅茶的話，在嗜好品方面的視野就會很狹隘。畢竟對我來說，紅茶也是工作的一部分，要是限制自己只能喝紅茶的話，不就等於隨時都被工作綁著嗎？所以我在選擇嗜好品時，會更重視當下的想法，面對來茶館消費的客人時，這種自由的想法也對提供建議時帶來很大的幫助。

雖然咖啡與紅茶我都喝，但是外出要長時間搭車時，無論我多麼想喝咖啡都會極力忍耐，這是因為考量到咖啡的利尿作用。這部分因人而異，或許有人認為喝紅茶更加利尿。**所以最重要的，是事前了解各種飲品會對自己造成什麼樣的影響。**

喝咖啡因就會非常清醒的人，就要盡量避免在傍晚過後攝取咖啡因。一般認為睡前四小時不要攝取咖啡因，就不會對睡眠產生影響，但是這部分同樣因人而異。所以各位只要依照自身經驗，了解自己容易呈現什麼樣的狀態再加以留意就行了。

那麼一天應該攝取多少咖啡因才適合呢？這也是很常見的問題，但是答案同樣依每個人的狀況不同。一般來說，一天喝兩到三杯咖啡不會影響睡眠，還能夠幫助一整天頭腦思緒更加清晰。既然如此，可以飲用的紅茶量應該是兩倍吧？

然而凡事都要避免「過度」，無論多麼有益健康，過度攝取都會造成反效果，必須維持良好的平衡才行。

這幾年市面上專為擔心咖啡因的人，出了許多無咖啡因紅茶，超商與超市都能夠輕易購得，嘗起來也相當美味。科技的進步，真是造福了許多人。

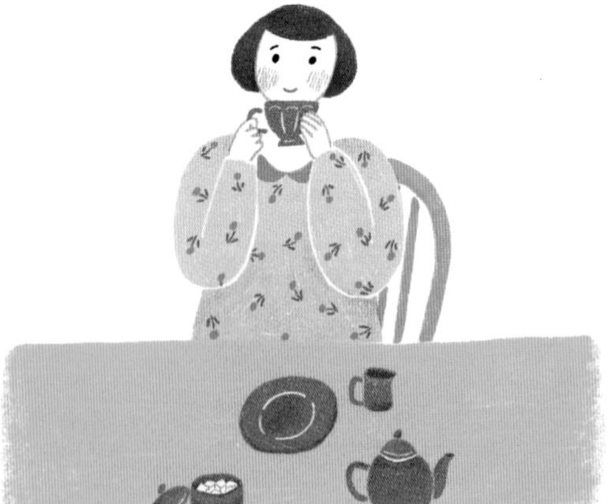

療癒輕解壓的紅茶茶譜

紅茶＋香草共同交織的「芬芳紅茶」

每逢夏季，我就會在自家的小陽台種香草，諸如羅勒、薄荷、義大利香菜、迷迭香等各種香草植物。由於每次料理的用量都很少，需要的時候特地去買也實在不太划算，所以我每年都會在這個時期親手種植，以便長期少量享用這些香草。

其中最常搭配紅茶的就是薄荷與迷迭香，新鮮香草的香氣清新，能夠滋養心靈，使內心更加健康強大，光是持有香草就覺得每天都更有精神了。很多人不太喜歡草類的氣味，這時不妨藉助紅茶的力量吧。紅茶不僅能讓這些香草茶變得更加順口，香草本身的爽朗香氣與柔和甘甜，也會巧妙地融入紅茶之中，形成絕妙的好滋味。

搭配檸檬草、德國洋甘菊等同樣很美味。在紅茶中添加香草時的關鍵，在於考量與香草滋味之間的均衡度，而沖泡的紅茶量約為平常的一半即可，如此就形成很適合鎮靜心靈的「芬芳紅茶」。

材料（2~3杯）

茶包……1包
熱水……400cc
新鮮薄荷……5~6片葉子
新鮮迷迭香……約5cm
*沒有新鮮香草時，也可以使用乾燥香草。

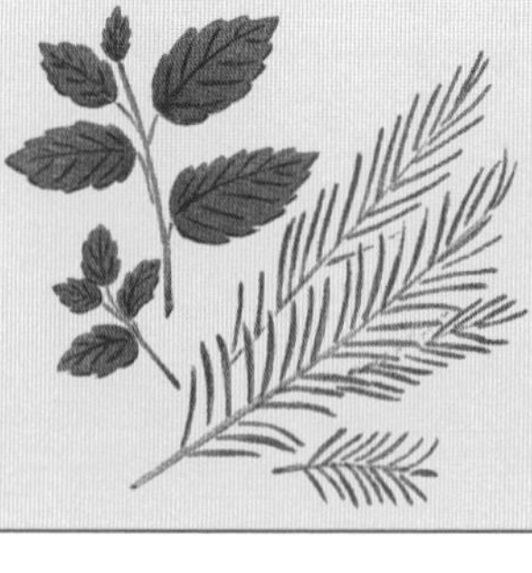

製作方法

1 將香草倒入預熱過的茶壺。

2 將熱水倒入茶壺後，放入茶包，蓋上蓋子浸泡約3分鐘。

3 3分鐘後將茶包上下左右甩動，使紅茶萃取狀態均一後取出茶包。接著倒入杯中即大功告成。

*飲用時，別忘了過濾掉香草。

香氣雙重奏，放鬆心情的「香檸檬柳橙紅茶」

廣受全世界歡迎的格雷伯爵茶，屬於風味茶的一種，清爽的柑橘香氣源自於柑橘類水果「佛手柑」的油。因此格雷伯爵茶的一大特徵，就是也很適合搭配其他柑橘類的水果，可說是相當百搭的紅茶。

接下來就要活用格雷伯爵茶的優點，打造出光是香氣就讓內心恢復平靜的茶譜。雖然這裡介紹的是熱茶版本，但是使用的基底紅茶香氣很紮實，因此天氣熱時也可以製成冰茶享用。

材料（2～3杯）

茶包（格雷伯爵茶）……2包

熱水……400cc

＊要製成冰茶時，熱水量要縮減成200cc，並準備足以裝滿整個杯子的冰塊量。

柳橙（切成半月形的薄片狀）……4～6片

製作方法

1 將熱水倒入預熱過的茶壺，放入茶包，蓋上蓋子浸泡約2分鐘。

2 2分鐘後將茶包上下左右甩動，使紅茶萃取狀態均一後取出茶包。

3 將柳橙切片放入杯中，從上方注入剛泡好的紅茶即大功告成。

沖泡後還有效用！
紅茶茶渣的活用妙方

Column 2

為家中準備「冷敷用茶包」吧

如同第72頁的Column 1所述，茶渣能夠用來照料曬後肌膚或是保養眼睛，但是每次都得先泡紅茶的話未免花時間，取得上也太麻煩了。所以各位不妨平常便收集使用過的茶包，保存在冰箱裡隨時冷敷使用。

舉例來說，早上泡完紅茶後，就將餐巾紙對折擺在小盤子上，接著把用過的茶包擺在上面稍微靜置。待餐巾紙吸收了多餘水分，且茶包也恢復常溫後就撕掉拉繩，將茶包集中收納進保鮮盒後放入冰箱，就能夠隨時輕鬆保養了。

使用茶包來保養曬後肌膚或眼部時，畢竟會直接接觸到肌膚，所以建議使用3～4天內的茶包。超過這個期限的茶包，則可以改用在清潔或除臭，是不是很方便呢？

消除廚房油汙的天然清潔劑

紅茶多酚具有去油的效果，因此用過的茶包，也能夠讓廚房「清潔溜溜」。

調味料等瓶瓶罐罐的蓋子，是否會在不知不覺間沾到油，結果摸起來黏黏的呢？這時只要拿出用過的茶包輕輕擦拭，就能夠徹底清除黏膩手感。

瓦斯爐一帶的噴濺油漬、烤魚時烤網沾到的油等等，同樣可以用茶包輕鬆擦淨。而且先用茶包擦過烤網，事後清洗時就不會滿手魚腥味，甚至散發出紅茶清香，令人感動加倍。

但是尋常的紙類茶包用在清潔油汙時容易破，所以建議各位選擇像是立頓的立體茶包等材質較強韌的類型。

消除料理時雙手沾到的異味

清潔烤魚用的烤網時，茶包最方便的地方在於不只是能夠去除油汙，還能避免雙手沾到討人厭的腥味，從頭到尾手指都只會散發紅茶的香氣。因為紅茶具備消除腥臭的功能，所以只要感覺指尖殘留令人不快的食物氣味時，就拿用過的茶包稍微擦拭手指吧。

此外，微波爐等廚房家電也很容易殘留食物氣味對吧？平常時不時拿用過的茶包擦拭，就能夠在去除調理過程中飛濺的油汙之餘，連帶消除內部沾染的氣味。善用兼具清潔除臭的茶包，就能夠讓廚房變得更加舒適。

除了廚房空間的應用外，將使用過的茶包乾燥後，也可以用來代替除臭劑，放在鞋櫃或鞋中。

Chapter 7

重新檢視
紅茶的基本

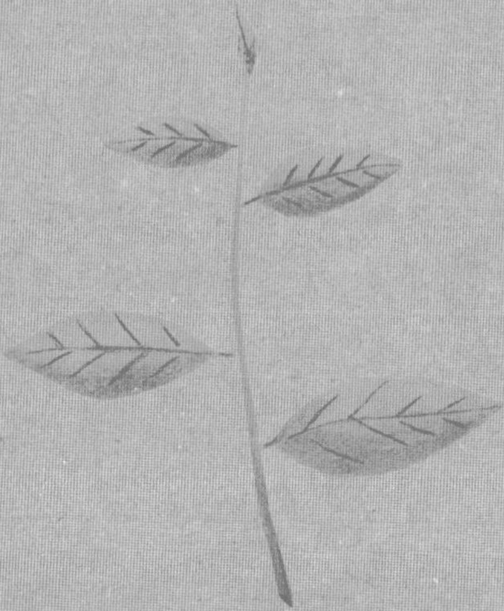

紅茶初登場，竟是英國的萬靈藥？

前面已經介紹過許多紅茶對維持健康的效果，但是應該很少人真的因為「對身體很好」而刻意喝紅茶吧？我想大部分的人還是首重喜好，基於「咖啡跟紅茶相比的話，我比較喜歡紅茶」、「我喜歡紅茶的柔和香氣」等理由做選擇。

這讓我意識到，不能光推廣紅茶的成分與健康效果，必須讓大家更深入了解紅茶的魅力，才能夠讓紅茶的營養滲入內心。所以這一章將介紹許多與紅茶相關的事情。

提到與紅茶相關的國家，相信很多人都會馬上聯想到英國吧？但是英國並非紅茶的產地。實際上，紅茶生產於印度、斯里蘭卡與肯亞等位於赤道附近的炎熱國家。那麼為什麼大部分的人還是會第一個聯想到英國呢？這是因為深受紅茶吸引的英國人，經歷了漫長的時光，將紅茶打造成英國本土獨特的文化底蘊。

紅茶是在一六五〇年代於英國初登場。歐洲第一個引進茶葉的國家其實是荷蘭，時間甚至比英國早了四十年。

英國最早是由「咖啡館」引進茶葉，當時咖啡館作為是社交場合，人們會在這裡享用咖啡、巧克力與香菸等，後來更開始接觸茶葉。**但是最初在推廣茶的時候，主打的概念卻是「對身體很好」而非「美味」。店內貼出的宣傳海報，提到了「改善頭痛」、「預防感冒」、「強身健體」等多達二十種的效用。對當時的英國人來說，茶葉就是從東方傳來的萬能靈藥。**

與此同時，茶葉也傳進了當時的英國皇室。葡萄牙名門布拉干薩家的凱薩琳（Catherine of Braganza），於一六六二年嫁給了英國的查理二世，當時

姆種適合製成紅茶，中國種則適合製成綠茶。原本可用於製茶的茶樹僅有中國種而已，直到英國人在印度北部發現了阿薩姆種之後，就將產地從印度逐步拓展到斯里蘭卡、肯亞等地。

第一章有提到，紅茶、綠茶與烏龍茶這些滋味各異的茶葉，都源自於同一種茶樹的葉子，僅是因為製程不同才會造成如此大的風味差異。所以這裡就再稍微談談紅茶的製程吧。

首先是採茶。所有紅茶的茶葉都是手工摘採的，這是因為並非所有的葉片都能夠製成紅茶，因此只能仰賴人工揀選，小心翼翼地摘下「一心二葉」的新芽部分。雖說必須經過挑選後仔細摘採，但其實採茶的速度很快，轉眼間就摘下來了。在觀察紅茶產地的採茶照片時可以發現，採茶工幾乎都是女性對吧？這是因為女性的手指較為靈活纖細，而摘採一心二葉時最講究的就是細緻的手工。

採茶工平均一天摘採的生葉量約二、三十公斤，經過繁複的製造流程後會剩下約四分之一的量；也就是說要製造一公斤的茶葉，就必須摘採四公斤的生葉才行。我曾有過一次採茶經驗，當時採了相當多的葉子，覺得自己的成果豐碩，沒想到一量之下才數百公克而已，這讓我深刻體會採茶是多麼辛苦的工作。

摘下來的茶葉，會直接送進製茶工廠，緊接著就要開始調整葉片中的含水量了。由於剛採下的生葉含有豐富的水分，很難揉碎，所以必須先經過萎凋後再進入揉捻程序。

「揉捻」這道程序，用意是為了增加茶葉接觸到空氣的面積，以促進酵素氧化的程度，茶葉也會在這個時候逐漸產生出紅茶的滋味。進入揉捻這道程序時，有時會使用機器做進一步的揉切，藉此打造出能夠更快萃取出紅茶滋味的茶葉。

經過揉捻程序的茶葉會結塊，所以接著要分篩茶葉，並靜置在特定場所數十分鐘。靜置的條件將會左右紅茶的滋味與香氣，是非常重要的步驟，所以必須按照不斷變化的溫度與溼度加以調整。但是有些製茶廠為了強調各產地的特色，也會刻意省略這個步驟。

最後用熱風乾燥茶葉後，就完成了「粗茶」。茶葉的酵素氧化會一直持續到這個步驟，才在加熱的影響下終止。而紅茶、綠茶與烏龍茶之間的香氣差異，就源自於終止酵素氧化的時間點。

「粗茶」乍看之下與成品無異，實際上卻是由許多不同尺寸的茶葉混成，還不能出貨。接下來還必須分篩茶葉，依尺寸分類後才稱得上「完成品」。等秤完重量裝進專用袋後，就可以準備出貨了。

到此為止就是紅茶製程的簡單介紹，可以看出除了採茶是手工作業以外，其他步驟都得靠機器完成。

紅茶關鍵字❶——等級

茶葉的「等級」是依尺寸區分。很多人乍聽到「等級」這個詞，就誤以為是用以評斷品質的好壞，實際上只是尺寸有差而已，品質都是相同的。

各位是否聽過「OP」（橙黃白毫）、「BOP」（橙黃白毫碎葉）等茶葉名詞呢？這些代表的就是茶葉尺寸，也就是等級。茶葉的尺寸會影響滋味的萃取速度，相信各位都想像得出來，茶葉尺寸愈大，萃取速度就愈慢，愈小當然就愈快，而速度也會對滋味造成影響。

雖然紅茶業界細分了茶葉等級，但是國際上並無統一的標準，各生產國或產地的分類方式也存有許多差異，非常複雜。但是僅論日常中會接觸到的茶葉，我認為只要認識橙黃白毫與橙黃白毫碎葉的差異，能夠輕鬆理解整體的概念了。

橙黃白毫的尺寸偏大，特徵是扭得細長的形狀。扭在一起的茶葉泡在熱水時，得花一點時間展開，因此萃取時間比較長，但是氣味香濃且滋味柔順。

橙黃白毫碎葉則是揉切過的細葉，萃取速度比橙黃白毫還要快，市場需求量也很大，是相當常見的大眾尺寸。

茶葉的尺寸與產地無關，同一產地也會在製造過程中產生許多不同尺寸的茶葉。也就是說，一個產地會產出多種等級的紅茶。

順道一提，各位認為茶包會使用什麼等級的茶葉呢？似乎有人認為茶包中的茶葉，是製程最後剩下的碎屑，但是事實並非如此。為了能夠快速萃取出紅茶的滋味，其實茶包的茶葉會交給特別的機器來處理。這時採用的就是「CTC製法」，也就是Crush（壓碎）、Tear（撕裂）、Curl（捲曲）這三個動作連續並反覆進行，藉此製造出顆粒狀的茶葉。顆粒狀的茶葉一碰到熱水，就會迅速釋放出成分，因此茶色（倒入杯中的紅茶顏色）較深，很適合用來製作茶包。

世界上大部分的紅茶產地都採用CTC製法，由此就可看出茶包的需求量有多麼龐大了。

紅茶關鍵字❷——橙黃白毫

雖然前面說明了「橙黃白毫」是指茶葉的「尺寸」，但或許還是有人無法百分之百理解。事實上，我自己看過無數件市面上標榜橙黃白毫的商品，每次都覺得不可思議。有些商品的茶葉明明非常細碎，包裝卻寫著「橙黃白毫」；有些商品的正面標籤寫著「橙黃白毫」，背後卻又有一行文字表示「使用香氣豐富的橙黃白毫碎葉」，非常混亂，所以這一節便要稍微整理一下這些觀念。

橙黃白毫，最早開始就是指茶葉的尺寸，現在依舊也是。但是在紅茶業界還存在著另一種「橙黃白毫」，是指紅茶的「種類」而非茶葉的尺寸。舉例來說，現在架上有許多不同口味的茶包商品，分別寫著「大吉嶺」、「格雷伯爵」、「橙黃白毫」，由於茶包使用的都是茶包專用的細碎茶葉，所以這裡的橙黃白毫明顯就不是指茶葉的尺寸。根據我的經驗，這時所看到的「橙黃白毫」，可以理解成「無特殊氣味，能夠享受經典的紅茶香味與順口滋味」。

假設商品架陳列多種大吉嶺紅茶，分別寫著「大吉嶺ＯＰ（橙黃白毫）」、「大吉嶺ＢＯＰ（橙黃白毫碎葉）」，就是指不同尺寸的大吉嶺茶葉。

為什麼橙黃白毫的標示會如此複雜呢？這得追溯到十九世紀後半，當時出現了中國以外的紅茶產地，全世界的茶葉貿易相當興盛。各國將橙黃白毫視為「茶葉大幅捲曲的高級品」，給予極高的評價，卻在沒有真正搞清楚橙黃白毫意義之下不斷普及，導致「橙黃白毫」成為「高級紅茶」的代名詞。

正統定義的「橙黃」，是指萃取出的紅茶色澤，絕對不是什麼柳橙的滋味或香味；而「白毫」則是指還長有胎毛的芯芽。既然如此，為什麼紅茶製造商還要特別為橙黃白毫選用橙色包裝呢？這種包裝令人混淆，實在很希望廠商別再這麼做了。只是曾有位商品開發負責人告訴我，考量到與其他紅茶商品的色彩搭配，橙黃白毫還是最適合橙色的包裝。

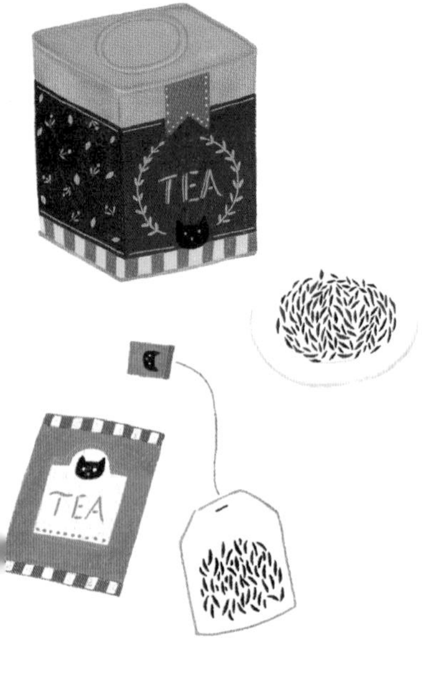

經典調味茶——格雷伯爵茶

最受女性歡迎的紅茶，應該就是格雷伯爵茶吧？格雷伯爵茶的受歡迎程度，在我經營的茶館裡也名列前茅，引進的茶包商品中同樣也是格雷伯爵茶賣得最好。

紅茶基本上會依產地分類命名，但是格雷伯爵茶卻是冠上人名而非產地名稱，類型上屬於「風味茶」系列。**所謂的風味茶，指的是染上水果香氣等的茶葉，像蘋果紅茶、焦糖紅茶也屬於風味茶。**

格雷伯爵茶的風味源自於柑橘類水果——佛手柑，各位只要想像這是種介於檸檬與柳橙之間的風味即可。

前面提到格雷伯爵是人名，那麼這位伯爵究竟是何方神聖呢？這裡就來介紹與格雷伯爵有關的歷史軼事。

這段歷史可以上溯到一八三〇年，英國派遣外交使節團造訪中國。當時的使節團裡有位成員剛好遇到中國外交官發生意外，情況險峻到攸關性命，然而他卻順手救了對方，後來中國外交官致贈的謝禮就是染了香氣的中國茶。當時的英國首相格雷伯爵素以愛茶聞名，所以這位使節團成員回到英國後就獻給伯爵這份禮物。格雷伯爵非常喜歡這款茶的香氣，便要求往來的茶商製作具有相同香氣的茶葉，並同意以自己的名號為這款新茶命名——這就是「格雷伯爵茶」的由來。

如前所述，紅茶基本上會依產地分類，因此英國的傳統型茶館菜單上，多半是以產地標示紅茶。例如列在「印度」的紅茶，就會進一步細分成「大吉嶺」、「阿薩姆」等地區名稱；列在「斯里蘭卡」（錫蘭）的紅茶，就會細分成「烏沃」、「努瓦納艾利亞」、「丁普拉」等。

但是列在「中國」的品項，卻會細分成「祁門」、「正山小種」與「格雷伯爵」。「格雷伯爵茶」會列入中國茶的原因有二，一是因為最初就是發祥於中國，另外一個緣由就是以前製作格雷伯爵茶時，基底會使用沒有特殊氣味的中國茶葉。

不過，近來製作格雷伯爵茶時，基底紅茶已經不限於中國產，愈來愈多商品使用了斯里蘭卡、印尼等地的茶葉，由此可以看出格雷伯爵茶的種類實在非常豐富。

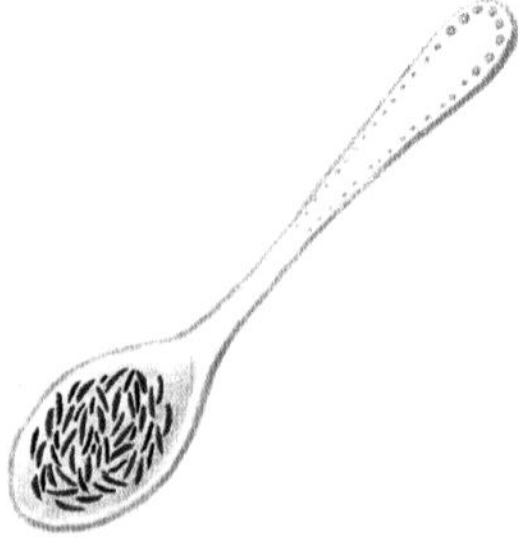

Chapter 8

徹底享受紅茶之樂

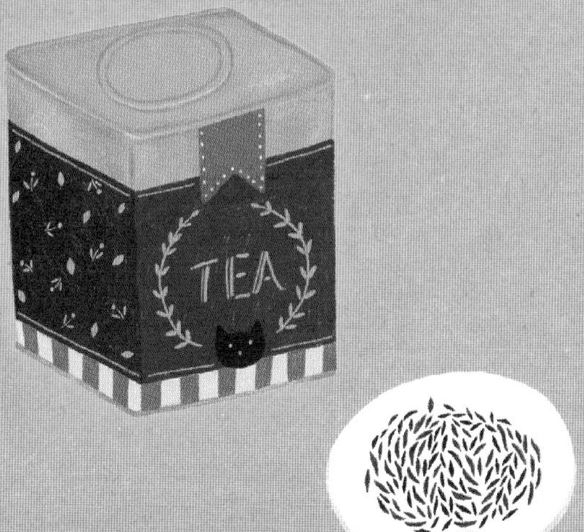

美味紅茶的三要素

「學會沖泡美味紅茶，能夠讓人生三倍幸福。」

我對這句話深信不疑，畢竟我自己就有著深刻的體驗。我由衷感受到學會沖泡美味紅茶後，眼前世界不僅是以疊加的方式逐步拓寬，而是以相乘的方式迅速開闊。

所謂的「三倍」當然包含了紅茶的健康效果，也就是「美味紅茶」＝讓有益健康的成分徹底發揮功效。但是欲沖泡美味紅茶有幾個注意事項，這邊就簡單彙整成「美味紅茶的三要素」加以介紹。

〈要素一：使用富含空氣的自來水〉

首先就是「水」，而且其實自來水就夠了，如果能夠搭配淨水器的話就更好，但是不需要特別尋覓天然泉水或是採購寶特瓶水。順道一提，我曾試著以鮮美聞名的泉水沖泡幾次紅茶，結果發現確實抑制了澀味，口感變得更加順口，但卻也使得整體滋味變得過於平淡。

談到水，勢必會接觸到的問題就是——硬水與軟水，哪個比較適合泡紅茶？相信各位應該都聽說過「硬水」與「軟水」，兩者的差別在於每一公升裡含有的鈣、鎂離子含量，含量愈多就愈「硬」，含量愈少則愈「軟」，而日本幾乎都是軟水。

我很常聽到有人分享去英國旅行的經驗，在當地喝到非常驚豔的紅茶，結果買回日本自己一泡，滋味卻截然不同，不免大失所望，試著調查原因後才發現英國的水質屬於硬水，原來日本的軟水比較沒那麼適合沖泡紅茶。這樣的轉折，我已經不曉得聽過多少次了。倫敦一帶的水確實是硬水，但是我很難完全認同「硬水沖泡的紅茶較好喝，日本的軟水不適合泡紅茶」這樣的結論，因為紅茶美味與否，其實與紅茶的種類與品牌內容有關。

就我自身的經驗而言，硬水用來沖泡滋味較濃醇的紅茶時，有助於消除雜味；但是對待帶有精緻香氣與滋味的紅茶時，卻要用軟水才能徹底引導出這些優點。

至於「在英國旅行時喝到的紅茶非常驚豔」這類經驗，我認為或許是因為身在紅茶文化大本營飲用時，心情特別愉悅，喝起來自然格外美味的緣故。所以才說旅行充滿了樂趣嘛！

除此之外，也有不少人認為相對於自來水，礦泉水更適合沖泡紅茶。但是各紅茶商品的成分不同，若是用礦泉水這類硬水沖泡的話，有時茶色會變得特別黑。所以真的想使用礦泉水時，建議選擇日本產的軟水礦泉水（硬度約每公升五〇毫克）。

〈要素二：茶葉與熱水的比例〉

我在介紹茶譜時，沖泡一杯紅茶的基本分量如下：

茶葉……一杯＝茶葉三克＋熱水二〇〇毫升

茶包……一杯＝茶包一包＋熱水二〇〇毫升

紅茶商品的包裝上，通常都會詳細介紹沖泡的步驟，絕大部分都會標明熱水量約需要一五〇至一七〇毫升。考量到每個人的口味不盡相同，我並沒有要對這些標示投反對票，畢竟我自己也有很長一段時間都是遵照包裝指示來沖泡。

但是，遵照指示沖泡出的紅茶往往滋味過強，覺得實在不太順口。偏偏公司研修時是這麼教，書上也都這樣寫……我煩惱了一陣子後，總算下定決心改使用二〇〇毫升的熱水，結果發現沖泡出的滋味爽口多了。後來經過一次又一次的實驗，我總算找到了自己最喜歡的比例，確定這個比例對我來說才是不可動搖的好滋味。

許多日本人對於紅茶的澀味普遍都抱持著較為負面的印象，往往喜歡輕盈勝於強烈的滋味。前來茶館的客人，也幾乎都提出「想選擇不會澀的紅茶」的偏好。

再強調一次，每個人喜好不同，**所以這裡介紹的只是基本原則，請各位先理解基本原則後，再依自己的口味增減茶葉用量與浸泡時間**。無論面對任何領域的知識，「基本」都是最重要的——和紅茶打交道這麼多年後，我對此深感認同。

〈要素三：熱水溫度與狀態〉

美味紅茶的三要素裡，最重要的是哪一項呢？硬要選的話，我會選擇第三項。只要學會看穿熱水的狀態，就能夠沖泡出令人驚喜的美味。

紅茶最喜歡熱水了，其中最棒的狀態就是表面不斷冒泡、湧起波紋的滾燙熱水。高溫是沖泡紅茶的重要條件，唯有高溫才能夠確實萃取出有益健康的成分，引導出紅茶的美味。

但是沖泡綠茶時，就必須稍微放涼熱水對吧？這是為了引導出鮮味成分之一的胺基酸滋味，所以煎茶要使用七、八十度的水，玉露適用的水溫又更低。為了烘托出胺基酸的滋味，沖泡綠茶時會像這樣適時調節溫度，這是因為相較於兒茶素或是咖啡因，胺基酸只要較低的熱水就能夠萃取出來了。然而，紅茶卻需要用高溫，才能將所有成分都徹底萃取出來。

很常有人請教我沖泡紅茶用的熱水，需要多高的溫度才適合。基本上，我會盡量避免回答一個明確的數值，因為我相信大部分的人在準備熱水時，都不會使用溫度計實際測量，所以各位不覺得介紹肉眼可見的判斷方法會相對比較輕鬆嗎？

首先，用茶壺燒開水的時候，等沸騰時打開壺蓋，確認水面爽快地衝出波紋以及硬幣大小的泡泡，這時的溫度就可以用來沖泡紅茶了。如果是使用笛音壺煮水，聽到「嗶」的聲音後，再靜待三十秒至一分鐘左右，熱水的狀態會變得比剛沸騰時還要穩定。若是使用電熱水瓶，則請等候溫度面板確實顯示「一〇〇℃」吧。如果要使用已經放涼的開水，就不要直接重新煮沸，而是先倒入一杯自來水再煮，才能夠讓開水恢復新鮮。

像這樣多留意熱水的狀態，紅茶的茶葉就會表現出喜悅、上上下下地飄動，猶如舞蹈著，而這種現象就稱為「跳躍」。「跳躍」是美味紅茶的象徵，

代表使用的熱水能夠徹底發揮紅茶的美味。

若使用沸騰程度不夠的熱水時，茶葉會漂浮在上方；使用過度沸騰的熱水時，茶葉則會沉到底部。雖然只是非常細微的差異，但是光是看到紅茶的「跳躍」就會令人覺得美味倍增，這讓沖泡紅茶的過程也和「享用紅茶的時光」一樣具備療癒的功能。

紅茶的保存方法

紅茶該如何保存呢？這也是很常見的問題，詢問之頻繁甚至可以進入紅茶問題集的前三名。很多紅茶罐都設計得相當優美，甚至能夠裝飾家中，相信大家都想擺在明顯的位置，為自家增色吧？

在談論保存方法之前，首先要談談賞味期限。紅茶的包裝方式基本決定了賞味期限。

沒有個別包裝的商品，或是雖然個別包裝、但是材質為紙質的茶包，賞味期限為兩年，鋁袋包裝的茶包為三年。茶葉的賞味期限為三年，磨成粉狀的即溶紅茶則是一年。以上期限全部都是從製造日期開始計算，而且必須是未開封狀態下。

這裡要請各位特別留意的是茶包。每個茶包都是使用紙質小袋裝茶葉，如果還有用鋁袋個別包裝就沒問題，如果是多個茶包放在同一個鋁袋時，在撕開外包裝玻璃紙的同時，這些茶包都必須視為已經開封。在這樣狀態下的紙質茶包，自然沒辦法防範空氣中的溼氣，所以開封後必須立即收進能確實密閉的瓶瓶罐罐裡。至於個別採用鋁袋包裝的類型就沒有這種問題，保存起來輕鬆多了。

那麼開封之後要怎麼辦呢？紅茶的風味會隨著接觸空氣的次數愈多而變

差，**開封後請盡量在三個月內飲用完畢，為此要避免一口氣大量購買。**購買紅茶茶葉時，不妨參考以下的數值——沖泡一杯紅茶大概會使用三公克的茶葉，三十公克約可以泡十杯，五十公克約可泡十七杯，一百公克約可泡三十四杯。每個人喝紅茶的頻率不同，各位不妨以此為基準，再參考自己的飲用頻率決定購買量。

另外，染有水果等香氣的風味茶，放愈久香氣就會變得愈淡，也必須特別留意。香氣是風味茶的命脈，所以保存時更要特別留意。沒辦法在一定時間喝完時，只要一開封就要分裝在鋁製夾鏈袋，確實抽空內部空氣後保存，就能夠在賞味期間內保有一定的品質。

接下來談談紅茶的保存位置吧。**保存紅茶時，要避免「鄰近處有氣味強烈的物品」、「環境溫度變化劇烈」，只要去掉符合這兩點的場所，自然就會浮現出適合的保存位置了吧。**

以我家為例，我是將茶具櫃的一部分空間拿來專門收納紅茶。**茶包一律收在罐中，罐裝茶葉也會維持原本的包裝。秤重買的茶葉在購買時就會裝在鋁袋內，除了用橡皮筋或夾子徹底封口外，還會再連同鋁袋一起收進較大的罐子裡。鋁袋與密封罐的組合可說是最令人安心的保存方式了。沒有罐子的時候，也可以放進其他塑膠製的保鮮容器中。**

至於像格雷伯爵茶或蘋果紅茶這些帶有香氣的風味茶，以及大吉嶺、努瓦納艾利亞等標榜自然香氣的紅茶，則必須個別放在不同的罐子裡。這是考量到紅茶容易吸附其他氣味，不適合與香氣濃重的東西放在一起。前面就有提過要避免「鄰近處放有氣味強烈物品」對吧？所以辛香料等對紅茶來說也不是什麼好鄰居。

各位看到此處或許會覺得有些麻煩，但其實只要一開始明確規劃好，剩下就可以習慣成自然。像這樣為了品味最棒的紅茶，而對紅茶的存放多花點小心思，其實也是一種生活樂趣。

另外一點需要避免的事項就是「環境溫度變化劇烈」，廚房就有很多這類場所對吧？例如瓦斯爐、烤箱附近就容易升溫，不適合存放紅茶。此外，很多人會詢問能否將茶葉放入冰箱保存，但是無論是冷藏還是冷凍，都不適合當成紅茶的家。

首先談談冷藏吧，原因有二，其一是「氣味」的問題。紅茶容易吸附其他氣味，所以在沒有確實做好密封的狀態下放進冷藏，便很容易吸收其他食品的味道。不只如此，拿進拿出的時候，冰箱門頻繁開關也會產生「劇烈的溫度變化」，使得紅茶的品質逐漸變差。

接下來談談冷凍，冷凍又有其他不適合的原因了。紅茶製程的最後一個階段是「乾燥」，由此可以想見紅茶很怕溼氣與水分。但是把茶葉放在冷凍櫃裡時可是會結霜，每次取出都會加速腐壞，所以同樣不適合當成紅茶的家，請各位特別留心。

囿於上述因素，紅茶必須存放在溫差小且不會沾染其他氣味的位置。環顧整個家中，最符合這個條件的就是茶具櫃了吧。

我們都想住在舒適的環境，紅茶亦是。想要享用美味的紅茶，就先為紅茶找一個最棒的家吧。

使日常紅茶更高級的專用配件

說得極端一點，其實只要有茶葉、熱水與杯子就可以享用紅茶了。但是我認為要讓品茶時光更具安撫心靈的效果時，就要搭配能讓沖泡紅茶這個行為更有樂趣的漂亮茶壺，以及讓心情更有餘裕的優美茶杯等，我認為這才是真正的享受生活。

為品茶時光增添樂趣的周邊商品五花八門，這裡要介紹幾種重視機能性，能夠讓紅茶更加美味的類型。

〈周邊商品1：茶壺〉

沖泡紅茶時使用茶葉的話，準備兩個茶壺會比較方便。一個是沖泡用，另外一個則是擺在桌上，隨時倒進茶杯添水用的。如此一來，就不會因為茶葉泡在壺中而愈來愈濃，要重新沖泡時也更加省事。

沖泡紅茶用的茶壺，建議大家可以選擇圓形玻璃製、附有龍頭的飲料罐，如此才能夠在浸泡期間隨時確認茶葉的狀態；至於擺在桌上用的茶壺，則是建議選擇造型時尚同時也符合自己喜好的類型，這樣能夠讓品茶時的心情變得更美好。

機能性方面要特別留意的，就是出水口的形狀要尖，倒茶時茶水才不會亂

滴。**偏大的茶壺則要搭配好握的提把，而蓋子最好有固定的設計，避免倒茶時掉落。**材質方面可以依喜好選擇，陶瓷、不鏽鋼、銀製或是玻璃都無妨，但是切記茶壺可是茶具組中最昂貴的一項，選購時務必謹慎。

〈周邊商品2：茶杯〉

茶杯的色彩與造型都五花八門，總是令人難以抉擇對吧？雖然沒有「一定要〇〇」這類規定，**但是我認為，準備一組內側為白色、杯緣偏薄的類型絕對不會出錯。因為這種茶杯不僅可以欣賞茶色，就口時也能更順利地品嘗到紅茶精緻的滋味。**

形狀方面，紅茶專用杯通常會採用廣口設計，盡量搭配原味紅茶，優美的茶色就會帶來絕佳的視覺饗宴。至於杯口沒有那麼寬且杯身偏高的類型，會使紅茶的顏色看起來較深，因此適合用來搭配奶茶。順帶一提，後者這類型的茶杯還能夠用來喝咖啡，用途相當廣泛。

要用馬克杯喝紅茶當然也沒問題，事實上，英國人的日常品茶時光也多半使用馬克杯。吃早餐的時候、在辦公室提神的時候，以及在家中小憩的悠閒時刻，馬克杯隨時隨地都能派上用場。

提到茶具，我通常會建議不要一口氣買完整組的茶具。許多客人聽到這個建議後，都會露出如釋重負的表情。畢竟市面上有那麼多款式，很難決定要專門蒐集哪一款，實際喝起來的感覺也得實際使用過才知道。然而，並不是桌上所有茶具都要完整一套才能好好品茶，適時換個角度思考也是很重要的。我習慣先買一個來試用看看，找到真的很好用的茶具後，再慢慢入手一整組。

我的茶館裡準備了許多不同款式的茶杯，依客人點的紅茶、打扮與氣質等條件選擇合適的茶杯，對我來說也樂趣十足。因此款式各異的茶杯，反而獲

得了客人的好評。

茶杯與茶碟的風格形形色色，有簡約、古典、華麗等各式風格，此外還有馬克杯可以選擇。在不同的茶具風格下靈活變化出不同形象，也是紅茶的一大優勢。

〈周邊商品3：茶匙〉

茶匙會在量茶葉或是在紅茶中加入砂糖拌勻等時刻派上用場，這裡要介紹的是量茶葉用的茶匙（我都用同一種茶匙量茶葉與攪拌）。很多人會搞混茶匙與咖啡匙，但是其實茶匙比咖啡匙大了一些。

市面上常可見到一種「茶葉量匙」，握柄很短，可以完全塞進紅茶罐中，有可愛型也有高裝飾性的類型。**事前找到一支適合自己的茶葉量匙，日後每次就能夠輕易量出固定的茶葉量，相當方便。**

〈周邊商品4：茶篩（濾茶匙）〉

茶葉有各式各樣的尺寸，所以建議選擇有許多細孔的茶篩，才能夠兼顧各種尺寸並倒得順暢。可以直接擺在茶杯上的旋轉式濾茶器乍看方便，但是使用鑲有金邊的高級茶杯時，這種濾茶器反而會造成茶杯損傷，請特別留意。

美味紅茶沖泡法

我在紅茶公司任職時，在當時堪稱紅茶業界第一把交椅的大前輩，曾說過令我至今依然難忘的話。

「真心想要熟悉沖泡紅茶的方法的話，每天請用茶葉泡六次，而且同一種紅茶要連續沖泡兩週，接下來換另一種茶葉，再泡兩週。持之以恆後，就能夠牢記紅茶的沖泡步驟與茶葉特徵。」我對此深信不疑，於是每天用茶葉沖泡六次紅茶，並持續了半年。當時的經驗對現在的我來說，仍然是非常重要的過程。

只要了解沖泡美味紅茶的必要條件後，剩下就只有實際練習，所以請親自嘗試並培養成習慣後，將這些經驗應用在實務上吧。

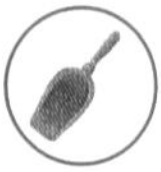

熱紅茶（茶葉）

基本沖泡法

1 準備兩個茶壺，並用熱水預熱。其中一壺用來沖泡紅茶，泡完後再倒入另一壺等待飲用。但是在放入茶葉前，別忘記倒掉預熱用的熱水。

2 測量茶葉。偏大的茶葉（橙黃白毫）要大匙一點、細碎茶葉（細碎的橙黃白毫）則小匙一點，基本上一杯紅茶約3克，要沖泡兩杯的話就用兩茶匙＝6克。

3 將茶葉倒入茶壺後再注入熱水，這時的關鍵在於將熱水大力倒在茶葉上，所以可以事前在茶壺下鋪設餐墊或乾布巾。

4 蓋上壺蓋，浸泡約3分鐘。

5 時間到後就掀起蓋子，並以湯匙稍微攪拌，使整體均勻。

6 將紅茶倒入另一個茶壺，同時用茶篩過濾，要確實倒出最後一滴。

7 倒入茶杯後就大功告成。

＊沖泡的紅茶量偏多時，可以搭配保溫罩（保持熱度用的壺套），就能夠保溫30分鐘，要續杯也很方便。

奶茶的紅茶基底

沖泡奶茶需要更醇厚的紅茶滋味，所以茶葉要浸泡久一點，最好比基本沖泡法的時間多30秒至2分鐘，才會適合奶茶。

檸檬紅茶的紅茶基底

沖泡檸檬紅茶的訣竅，在於茶葉浸泡時間要比基本沖泡法短一點。口味偏淡的紅茶，才能夠與檸檬交織出恰到好處的均衡度。

基本沖泡法

1 沖泡兩倍濃的熱紅茶。考量到後續冰塊會漸漸融化，所以熱水量只需要使用平常的一半。要製作兩杯冰紅茶時，就使用2茶匙的茶葉，熱水則要使用200毫升。這裡同樣需要先預熱茶壺後，接著再倒入茶葉以及熱水。

2 蓋上壺蓋，浸泡1分半至2分鐘。冰紅茶的浸泡時間需要比熱紅茶短一點，如此才能夠打造出具透明感的色澤，含在口中的口感也會更加柔順。

3 時間到了之後，就搭配茶篩將紅茶倒入另一個茶壺。為了讓紅茶色澤具透明感，不必像熱紅茶那樣堅持倒完最後一滴。

4 將大量的冰塊倒入玻璃杯中，再注入兩倍濃的熱紅茶，冰紅茶就大功告成。

熱紅茶（茶包）

基本沖泡法

1 用茶壺沖泡時，先預熱茶壺；用茶杯沖泡時，則要先預熱茶杯。

2 沖泡一杯紅茶，就使用一包茶包。

3 將熱水倒入茶壺或茶杯後，再輕輕放入茶包。先放入茶包的話，用力沖下熱水的力道可能會使手提部分掉進杯中，所以先倒熱水再放茶包比較保險，也比較不會手忙腳亂。

4 使用茶壺沖泡時，請蓋上壺蓋；若是用茶杯沖泡，可以用茶碟或其他小盤子充當杯蓋。浸泡時間依商品而異，所以請參照商品包裝的「沖泡步驟」。

5 時間到了之後，將茶包上下左右甩動，使紅茶萃取狀態均一後再取出茶包。

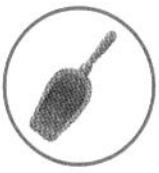

皇家奶茶

基本沖泡法

1 將牛奶與水以1：1的分量倒入單手鍋，接著開火加熱。要煮一杯200毫升的皇家奶茶，就要使用牛奶與水各100毫升。希望口感更濃醇時，牛奶的比例就多一點；希望口感輕盈時，水的比例就要多一點。

2 使用茶葉沖泡時，要煮一杯就用一茶匙（茶葉量有如山尖般隆起）；使用茶包的話，包數就要比杯數多一包。這份茶譜的牛奶用量充足，所以紅茶的茶葉要多一點，才能夠享受濃醇紮實的紅茶味。

3 將茶葉放入耐熱容器，倒入蓋過茶葉的熱水。這個步驟有助於茶葉成分的萃取，非常重要。少了這個步驟的話，牛奶中的酪蛋白就會包住茶葉，沒辦法確實萃取出紅茶的滋味與成分。茶葉只要浸泡一下就夠了，所以就趁加熱牛奶的時候進行即可。

4 在牛奶沸騰前，將單手鍋端離瓦斯爐，接著將浸泡的茶葉連水一起倒入後，蓋上鍋蓋浸泡，浸泡時間約為3、4分鐘。如果想搭配辛香料，就請和茶葉一起倒入吧。

5 時間到就先開鍋蓋。使用茶葉時，要先用湯匙稍微攪拌後，再搭配茶篩將紅茶倒入茶壺。使用茶包的話，就要上下左右甩動，使紅茶萃取狀態均一後取出，但是若能再搭配茶篩的話，就可以去除牛奶的薄膜，使口感更加滑順。接著倒入杯中就大功告成了。

*皇家奶茶帶點甜度會更加濃醇，建議也可以加入細白砂糖或蜂蜜。

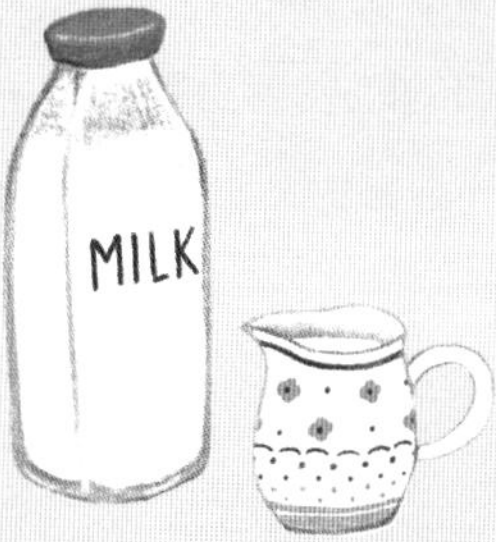

令人好奇的禮儀與小知識

紅茶的問與答

Column 3

茶杯&茶碟要如何使用呢？

茶碟就是墊在茶杯下方的小盤子，搭配一般高度的桌子時，通常只會拿起茶杯，茶碟會繼續擺在桌上。但是在客廳等場合時，通常會坐在比較深的沙發，桌子也比較矮，這時就會連同茶碟一同端起飲用。參加會走來走去的派對時，也要連同茶碟一起端著。

也就是說，當自己和桌子有一段距離時，因為每次端起茶杯都得移動身體，看起來相當躁動，所以就要連同茶碟一起端著，看起來比較沉穩優雅。

以手指捏住茶杯的握柄時，可以穿過握柄的空洞牢牢環住。飲用時單手拿著茶杯即可，不必用另一手捧著；但若是單手端不穩的時候，出動另外一手幫忙也無妨。總之喝茶時最重要的就是安心和安全。

茶館供應整壺紅茶時，到第二杯就變濃了

相信去過英國茶館的人都有過這樣的經驗，那就是店家將茶葉放在茶壺裡整壺端上桌，結果從第二杯起就變得太濃重。這時請向店家說聲「Hot water, please」，討杯熱水來調節濃度吧。倒入茶杯中的紅茶太濃時，就用熱水調節到自己喜歡的程度即可。

但是我自己喜歡飲用沖泡時機恰到好處的紅茶，希望品嘗不需要調節的滋味，所以我在家裡或是自己的茶館裡，都會將泡好的紅茶倒入其他茶壺。讓茶葉一直浸泡在壺中，後續就要不斷調整滋味，相當麻煩；再加上日本的軟水水質容易讓紅茶變澀，所以相當推薦這個做法。

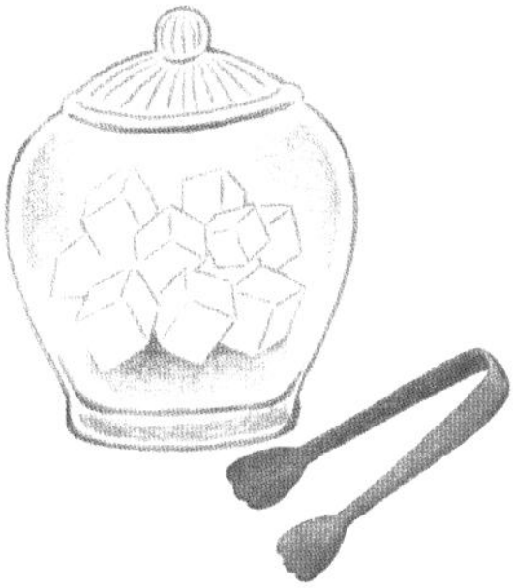

要先加牛奶？還是先加紅茶呢？

沖泡奶茶的時候，應該先將牛奶倒進杯中？還是先倒紅茶呢？據說紅茶的國度——英國，也曾就這個議題有過一番爭論。

2003年，英國皇家化學學會得出了「最好的做法是先倒牛奶再倒紅茶」的結論。原因是這麼做能夠減緩牛奶中蛋白質的溫度變化，讓滋味更加圓潤。

因此不管是自己要喝的，還是茶館供應的奶茶，我也都是先倒牛奶再倒入紅茶，而且這麼做就不必另外準備茶匙攪拌了。

不過並沒有硬性規定一定要怎麼做才行，各位請依喜好自由決定吧。

Chapter 9

來，請啜一口吧

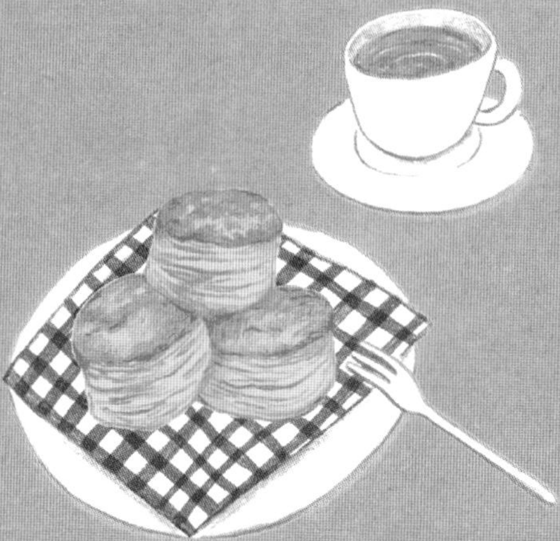

世界飲品排行第二，紅茶魅力征服全球味蕾

我非常喜歡英國男演員休葛蘭（Hugh John Mungo Grant）主演的《妳是我今生的新娘》（*Four Weddings and a Funeral*），其中一幕就出現這樣的台詞：

「世界上有四百種茶，而且還不包含水果茶在內。這是我去印度茶園後才知道的事。」

我聽到後不禁和劇中人物一同大感吃驚。儘管只是不重要的台詞，這一幕卻令我興致盎然。

其實要說世界上有多少茶，那是數也數不完的。

紅茶基本上會依產地分類，像大吉嶺、阿薩姆、錫蘭（斯里蘭卡的舊國名）都是產地的名稱。而且一個產地也有許多茶園，就算產自同一個茶園，紅茶的特徵也會隨著採收時期與天候等不同；甚至同一批採收的茶葉，最終呈現出的滋味，會受到製程與茶葉尺寸影響而多有差異。

光是著眼於特定產地的特定茶園，就可以區分出許多不同種類的茶葉了；若是再以不同茶葉加以混合，又能進一步調配出新的口味，所以紅茶的種類可以說是無限多。如果再搭配香料，種類又會變得更加廣泛了；而且即使搭配的是同一種香料，又會因為基底茶葉的不同而出現分支……。紅茶世界，簡直就是永無止盡。

綜觀全球，紅茶的普及率可以說僅次於水而已。在日本提到「Tea」多半指稱日本茶，也就是綠茶，但是離開日本後所說的「Tea」，卻往往意指紅茶，由此即可以看出紅茶的世界有多麼廣闊。

茶包很便利，可不代表可以「隨便泡」

「你比較常用茶葉還是茶包呢？」當我提出這個問題時，大多數回答「茶包」的人都會面帶羞赧。此外，當我前去造訪他人時，也很常聽到對方一臉抱歉地開口：「我只有茶包而已……。」不知為何，很多人都對茶包抱持著「隨便」的印象。

各位知道紅茶國度——英國的茶包消耗量，總共占整體紅茶的多少百分比嗎？或許有人以為英國人每次泡紅茶，都會用茶葉慢慢地沖泡。**事實上，茶包在英國的消耗量卻是占了九七％，和茶葉之間擁有壓倒性的差距。也就是說，大家想像的英國泡茶場景，實際上出現的機率相當低。**

前往茶館時也會發現，茶壺裡放的都是茶包，會使用茶葉的或許只有紅茶專賣店或是高級茶館而已。有些茶館則會依時段提供不同的方式，例如早餐時段使用茶包，下午茶改使用茶葉。

我們一般人的生活，不也像這樣會依狀況使用不同的沖泡方式嗎？很多常用茶包的人，都是基於茶包用起來比較方便的考量，畢竟省略了量茶葉的步驟，要清洗的茶具也比較少；再加上能夠在短時間內嘗到標準的滋味，由此可以深刻體會茶包有多麼方便。

茶包大致上可分成兩種，一種是能在短時間內萃取出色香味的標準型，另外一種則是為了在日常中輕鬆享用紅茶，而將茶葉裝進茶包的高級型。前者是生活常見的商品，價格通常平易近人，讓人可以在日常中輕易飲用紅茶，可以說是茶包商品的核心。後者使用的茶葉有時會偏大，使用的包裝通常是尼龍網等較高級的類型。由於整體形象比較高級，價格當然也會比較昂貴。

雖然同為茶包，但是這兩種的萃取時間不同，所以沖泡時請仔細參考包裝上的浸泡時間吧。要浸泡「一至兩分鐘」的就是標準型，「三至五分鐘」的則幾乎都是高級型。

茶包是忙碌生活的強大夥伴。很多人都誤以為要送禮的話，就非送茶葉不可，但其實只要不是非常講究的紅茶迷，多半都比較喜歡收到茶包。所以我去英國買伴手禮時，也會選擇茶包。

紅茶領軍的全新商機

日本人飲用紅茶的模式，在這三十年來發生了很大的變化，引領這場變化的可以說正是**寶特瓶等包裝的紅茶飲料**。寶特瓶、罐裝、鋁箔包這類一開封就能直接喝的紅茶商品快速且相繼推出，已然成為生活中不可或缺的存在。

三十年前正好是我剛加入紅茶公司的時候，當時的茶葉商品比現在還要更豐富，人們仍習慣在年中與年末的時節送禮，感謝平日關照自己的人，因此紅茶禮盒在紅茶市場中也占有不可動搖的地位。但是現在愈來愈少人維持這項習俗，使得禮品市場逐漸低迷，紅茶禮盒的種類也大幅減少。

另一方面，海外進口的原茶量逐年提升，同時也帶動了瓶裝紅茶等商品的發展。各位實際出國就能深刻體會到，沒有一個國家的瓶裝紅茶種類比日本還要豐富對吧？便利商店的冷藏櫃每週都有新商品上架，另一方面，也有不少商品撐不到幾個月就下架了，可以說是競爭非常激烈的世界。

瓶裝紅茶的市場瞬息萬變之餘也不斷擴張，現今早已深入一般人的生活。特別值得一提的是，「無糖紅茶」從二〇〇〇年起就人氣高漲，在這之前的紅茶商品往往都添加了砂糖或甘味劑，但是從近來無糖紅茶的需求量持續擴大來看，人們愈來愈重視健康了。

此外，近十五年來，**紅茶粉**的需求量同樣也大幅提升。紅茶粉是指磨成粉末，直接以熱水沖開就可以飲用的即溶式紅茶。只要有杯子與熱水就能夠輕鬆享用，非常適合在辦公室飲用，深受年輕女性的喜愛。

不過，現在仍有許多人提到紅茶，就抱持著「難度很高」的刻板印象，尤其是年齡愈長的人，對此更是深信不疑。或許是因為年輕人已經習慣輕鬆自在選擇紅茶的生活，所以對紅茶抱持更豐富的想像，紅茶對年輕人來說也比較平易近人。

紅茶擁有許多面貌，可以搭配高級餐具優雅享用、可以在咖啡廳享受時髦氣氛、可以用馬克杯搭配茶包輕鬆喝一杯，也可以在超市、超商甚至是路邊自動販賣機買來就立即飲用，隨時隨地都能夠視情況找到合適的紅茶。

現代人的生活變得複雜忙碌，想要即刻輕鬆地飲用美味紅茶時，茶包就非常方便了。但是想要稍微放鬆一下，讓心靈多些餘裕時，就可以改用茶葉沖泡，如此一來，彷彿就能讓時間的流動稍微慢下來。

「生活太忙了，沒空用茶葉泡紅茶」——雖然很常聽見這樣的說法，但或許愈是忙碌，就愈應該抽空用茶葉沖泡紅茶。因為光是「沖泡紅茶」這個行為，就能夠讓心情煥然一新呢。

世界品牌一覽，選購紅茶其樂無窮

紅茶的健康效果，不會隨著茶包或茶葉而異。但是全球的紅茶品牌與種類實在太多樣化，讓人不知道該怎麼選購，相信不少人都有這樣的煩惱對吧？各位會去哪裡購買紅茶呢？我想應該是最方便前往的超市吧。超市中最常見的紅茶品牌有立頓、日東紅茶與唐寧等，其中價格最平易近人的就是立頓與日東紅茶，所以不曉得該怎麼選購時，各位不妨先選擇下列商品。

立頓最經典的就是「黃標」（YELLOW LABEL）紅茶，其中量大且價格低廉的「PURE & SIMPLE」就相當適合作為入門款。這類紅茶適合各種飲法，包括原味熱紅茶、檸檬紅茶、奶茶或是冰紅茶等等，就算全家人各有喜好，只要買一包就能夠輕鬆應付所有人的口味。

日東紅茶的「Daily Club」茶包，使用了滋味較濃重的茶葉，不僅適合沖泡原味熱紅茶，做成奶茶也很適合，能夠輕鬆品味紅茶的深遠滋味。此外，日東紅茶的茶葉會依滋味特徵命名，一眼就能看出該如何挑選，例如「**輕澀味紅茶**」、「**濃味紅茶**」等。如此一來，就算不太懂紅茶的種類，也能夠輕易選購。

唐寧的種類豐富，除了傳統的「格雷伯爵茶」外，還有「英式早餐茶」、「大吉嶺」等多種商品，其中特別推薦喝起來很順口的「仕女伯爵茶」。「仕女伯爵茶」是以「格雷伯爵茶」為基底，添加了檸檬皮與柳橙皮，香氣爽朗優雅，令人飲用後心情也會豁然開朗。

順帶一提，日本超市架上有愈來愈多「自有品牌」（PB）的紅茶商品，這些是由連鎖店等自行開發或是企劃的商品，其中最方便購買的就是7PREMIUM（SEVEN & i集團）或TOPVALU（永旺集團）。至於一般由製造商開發的商品就稱為「全國性品牌」（NB），立頓、日東紅茶與唐寧等就屬於這一類。

順道一提，英國的自有品牌相當興盛，放眼全球也名列前茅。倫敦市內不少小型超市，店內陳列的全部都是自有品牌。想要購買自有品牌的紅茶，就必須前往該商店品牌有展店的國家才行，所以我個人很喜歡購買這些深具地方特色的商品。而且英國的自有品牌紅茶種類豐富，讓人不禁感佩：「真不愧是紅茶國度！」英國自有品牌的紅茶包裝通常也很漂亮，簡直就像挑選精緻小物一樣，樂趣十足。各位有機會前往英國時，請務必留意。

想為特殊場合準備的紅茶，就前往紅茶專賣店選購吧。專賣紅茶的店家對紅茶都有獨到見解，能夠針對商品的特徵、沖泡方法等提供建議，選購起來更加安心。此外商品種類也更加豐富，光是選購就會忍不住想像起美好的品茶時光。有些店家還提供試喝服務，有些則是可以聞過茶葉香氣後再決定。

日本全國都有連鎖分店的**LUPICIA**，會依季節推出很受歡迎的風味茶，每次前往都有新發現。LUPICIA除了紅茶外還售有綠茶、烏龍茶、香草茶，茶類選項齊全，能夠依心情與目的自由選購，正是LUPICIA的一大魅力。

來自法國巴黎的品牌**瑪黑兄弟（Mariage Frères）**，也是商品種類豐富的紅茶專賣店，我會在心情特別的時候前往選購。雖然散發甜香的「**MARCO POLO**」名氣較大，但是我個人更偏好「**CASABLANCA**」這款風味茶。CASABLANCA使用了帶有薄荷香氣的綠茶，以及染上香檸檬氣味的紅茶，無論泡成熱紅茶還是冰紅茶都相當美味，我喝過一次就深深迷上，現在已經成為會固定購買的愛將。單是「CASABLANCA」這個命名，就能夠喚醒旅行的情懷，充滿異國風情的爽朗香氣，令人宛如踏入時光之旅，沉浸於令人著迷的幸福感。

新加坡的高級紅茶專賣品牌**TWG Tea**，售有世界各地的豐富茶葉，雖然在日本也設有分店，但是相信很多人都是到了新加坡，才留意到這個品牌的。TWG Tea有許多原創商品，包裝也洋溢高雅的氣息，使讓人享盡奢華風情。

想要尋找優質且講究的茶葉時，這邊推薦以大吉嶺紅茶聞名、本店位於東京吉祥寺的**LEAFULL**。LEAFULL雖然專售大吉嶺紅茶，但也有不同季節與不同莊園的產品可以選擇，可以說是大吉嶺紅茶迷的樂園。

另外，也有一些品牌原本專售瓷器，後來獨自發展出各自的紅茶品牌，並將瓷器設計運用在外包裝上。其中最具代表性的就是**皇家哥本哈根（Royal**

Copenhagen）、**瑋緻活**（**Wedgwood**）與日本的**MINTON**。看到這邊可以發現，紅茶的種類真的很豐富對吧？由於紅茶包裝在設計理念上與陶瓷設計相近，所以選擇這些品牌的紅茶時，能夠使品茶時光更添一致性，心情也會更加愉快。

我最近特別迷戀的是英國品牌**里奇威**（**Ridgways**）。最初是為了採購紅茶教室的教材，才會特地購買這款知名品牌，結果卻深深迷上其富有深度的滋味。平常看到的「**H．M．B**」就是里奇威，意思是「Her Majesty's BLEND」（專為女王陛下調配的口味），是維多利亞時代獻給女王的皇室御用口味。悠久歷史帶來的價值是超越時代的——這款充滿浪漫風情的紅茶，教會了我們這個道理。

此外，我每次前往英國必定會造訪的品牌，則是**福南梅森**（**Fortnum & Mason**）。福南梅森不僅是英國傳統品牌，也是為了紀念皇室而創立，其店鋪在「傳統風情」中增添了「新時代的光輝」，精巧的建築設計相當迷人。目前海外也能夠網路訂購福南梅森的商品，相當方便。

我所經營的紅茶專賣店，則有販售無咖啡因的格雷伯爵紅茶茶包，來自於日本的品牌Regent Garden。不少客人都迷上這款紅茶的滋味，專程來大量購買。這款紅茶的優點不僅是無咖啡因，我想顯著的香檸檬氣味與順口的口感，也是其受歡迎的一大祕密。各位若也能像這樣找到符合喜好的口味，隨時都能夠安心購買，相信會方便許多。

如今已是網購的時代，不必造訪實體店面，也能夠採購豐富的商品。我住在東京時，會直接前去店面實際看過商品後再買，但是有許多紅茶品牌在現居的秋田縣都買不到，所以愈來愈常運用網購了。

無論是什麼樣的購物模式，購買紅茶時最大的樂趣就是「選購」，包括從**五花八門的種類中精挑細選的樂趣、邊欣賞令人心動的包裝邊選購的樂趣、**

針對憧憬品牌選購的樂趣。不僅如此，從眾多紅茶中挑選到真心喜愛的商品時，更能體驗到足以照亮未來人生的感動，感受至高無上的幸福。

最後，為紅茶添一分滋味

曾有位西點研究專家說過這麼一句話：**「想要藉飲品增加品嘗點心的樂趣時，沒有比紅茶更好的選擇了，幾乎世上所有點心都是如此。」**

我在規劃本書介紹的數項茶譜時，也一併考量到與食材的契合度，結果發現紅茶真的非常百搭。其中最值得一提的就是奶茶與檸檬紅茶，牛奶與檸檬的性質截然不同，卻同時與紅茶非常契合，光是這麼一想就覺得不可思議。

市面上有許多不同的乳製品，除了牛奶以外還有優格、鮮奶油、冰淇淋與起司等，都有助於拓展享受紅茶的方式。我曾經與某位起司專家一起探討起司與紅茶的契合度，得出的結論之一就是——**最適合搭配起司的是「阿薩姆」紅茶。滋味濃醇豐潤且紮實的阿薩姆紅茶，能夠讓起司的滋味更加潤口。**此後我想用起司蛋糕時，就傾向於搭配阿薩姆紅茶了。

提到紅茶與乳製品的契合度時，就不得不提「英式早餐茶」了。對英國人來說，牛奶是紅茶不可或缺的好夥伴，英式早餐茶是奶茶的一種，用來調配的紅茶滋味都比較重，所以很適合搭配乳製品享用。

至於紅茶與水果的契合度更是不言自明。在思考紅茶的茶譜時，很多人第一個都會先想到搭配水果吧？我到人氣甜點大師鎧塚俊彥的店享用甜點時，點了使用芒果的甜點，但是不曉得該搭配什麼樣的紅茶，一番掙扎後選擇了斯里蘭卡的**「烏沃」**。**烏沃的特徵是偏重的滋味，其中帶有暢快的澀味。**我以前很少選擇烏沃紅茶，但是當天不知為何就想冒險一點，沒想到兩者卻猶如在口中掀起變革，體驗到的絕妙契合度令我感動至極。芒果與烏沃紅茶在口中層層堆疊，不斷掀起高峰的滋味令我難忘，過幾天就帶著美食報的記者再度造訪。此後**只要是搭配芒果，我就會毫不猶豫選擇烏沃紅茶。**

談到紅茶與食物的契合度，**請各位務必嘗試「大吉嶺」與和菓子這個組合。**我經營的茶館附近有家知名的和菓子店，我用該店很受歡迎的鶯餅搭配大吉嶺後，驚豔得不得了。後來就秉持著想增廣大吉嶺見聞的心情，試著搭配各式各樣的和菓子。

大吉嶺紅茶在日本非常熱門，其獨特的香氣與纖細的滋味，為它博得了「紅茶香檳」的美名。選擇原味的大吉嶺紅茶，最適合用來品味其優雅的香氣。紅茶的香氣會隨著季節而異，其中大吉嶺的「春摘茶」與「夏摘茶」雖然屬於高級品，但是近幾年愈來愈容易取得。大吉嶺的春摘茶與夏摘茶，會散發出與平常截然不同的新鮮香氣，是一旦體會到就不禁期待起該季節到來的逸品。

提到熱門紅茶，就不能忘了「格雷伯爵茶」對吧？散發柑橘類香氣的格雷伯爵茶，雖然獨特的香氣可能會搶走點心的風采，但是我在品嘗某一道甜點時，就一定會選擇搭配格雷伯爵茶——那就是巧克力。**尤其是想慢慢品味優質巧克力的時候，更是會認真沖一杯格雷伯爵茶。**

無論是什麼樣的紅茶，都擁有寬廣的包容性，能夠搭配甜點、乳製品、香草、辛香料、酒精等各式各樣的食物。不只「西式」適合，「和風」也能夠相得益彰。紅茶蘊含著強大的力量，為我們開拓了美食的世界觀。

紅茶不僅拓展了滋味方面的可能性，其健康效用還能夠與其他食材互助合作。雖然紅茶本身的效用就相當厲害，但是在其他食材的協助下，就能夠成為更有力的美味支柱，在日常生活中為健康帶來助益。

只要備妥紅茶，就能夠隨心所欲打造出新的可能性，所以請與紅茶一起享受使身心更加充實的生活吧。

後記

某天，有位著一身黑衣的年長女性，造訪了我所經營的茶館。她面露寂寞，看起來就像剛參加完喪禮，所以我為她選擇了設計華麗、色彩明亮的茶杯。「紅茶就請您決定吧。」由於對方如此要求，所以我就選擇了散發水果香的紅茶，希望提振她的心情。

結果發現垂目飲用紅茶的女性，表情漸趨柔和。她數度將茶杯湊近臉部，似乎正享受著香氣。她微笑著凝視茶杯一會兒，開口說道：「我的好友猝

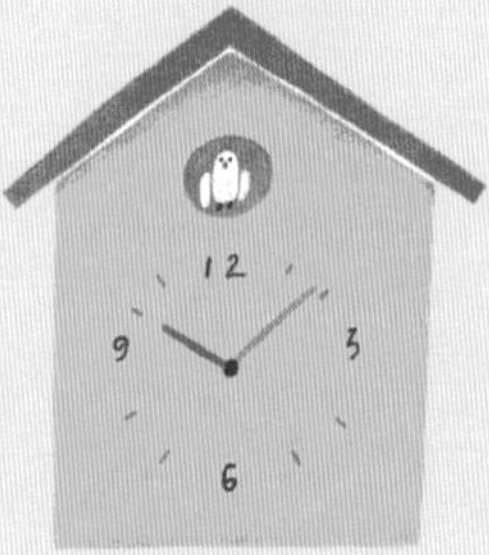

逝，我才剛與對方告別，坦白說很猶豫是否該踏進這家店，但是喝了紅茶後，我的心情開朗許多……」

最後她的臉上浮現溫柔笑容，「紅茶讓我平靜許多，心情變開朗了。幸好有踏進來喝杯紅茶。」她說完這句話後就離開了。

僅僅一杯紅茶，就能夠輕柔地喚醒沉悶的心情，並釋放出香氣讓心靈變得平靜，以輕緩的力道推著人們慢慢往前邁進──這件事讓我親眼見證了紅茶的力量。

這麼說來，我自己也數度承蒙紅茶的救贖。紅茶光憑美味就令人心滿意足，但是紅茶為我們帶來的卻不只美味，還有這麼多的力量。

紅茶的這份力量，肯定也能夠傳遞給讀完本書的各位讀者。請各位盡情地向紅茶撒嬌，索取紅茶的愛吧。所有遇見紅茶的人都能夠健康快樂──這是從世界各個紅茶產地，經過一雙又一雙的手傳到各位手上的紅茶，最大的功能之一，也是紅茶由衷的心願。

撰寫本書時，我回顧了在紅茶陪伴下的人生，以及透過紅茶相識的人們，包括斯里蘭卡、印度、英國朋友，以及我在布魯克邦德、立頓時代工作時的前輩同事。這段執筆的過程，可以說是一趟回顧自我歷史的夏季之旅。我和眾多人們一起學習到的無數經驗，就像紅茶的成分般融入我的身體，化為文字點綴出本書。

非常感謝我在立頓的期間多方關照的富田勳先生，明快地接下本書的監修工作。

此外，Wani Books的田中悠香責編，我在執筆本書的同時也一直想著：「您真是個像紅茶般的人吶！」由衷感謝您給我這個機會，得以從新的角度，詮釋紅茶能夠為人們帶來的好處。

二〇一九年九月
品味著橙黃白毫的
齊藤由美

參考文獻

『奇跡のカテキン』島村忠勝著　ＰＨＰ研究所
『紅茶の世界』荒木安正著　柴田書店
『一杯の紅茶の世界史』磯淵猛著　文藝春秋
『おいしいお茶の秘密』三木雄貴秀著　サイエンス・アイ新書
『紅茶の事典』荒木安正、松田昌夫合著　柴田書店
『おいしいだけじゃない　紅茶はえらい！』大森正司著　ハート出版
『紅茶入門』清水元編著　日本食糧新聞社
『紅茶　味わいの「こつ」　理解が深まるQ&A89』川崎武志、中野地清香、水野学合著　柴田書店
『おいしい紅茶の図鑑』山田栄監修　主婦の友社
『紅茶　つい喋りたくなる博学知識』暮らしの達人研究班編　河出書房新社
『ワイド版　日本茶　紅茶　中国茶　健康茶　これ一冊でお茶のすべてがわかる！』大森正司監修　日本文芸社
『紅茶のすべてがわかる事典』ChaTea紅茶教室監修　ナツメ社
『紅茶の保健機能と文化』佐野満昭、斉藤由美共同編著　アイ・ケイコーポレーション
『しあわせ紅茶時間』斉藤由美著　日本文芸社
「インフルエンザ対策には紅茶！」２０１８年10月　三井農林株式会社發表資料
「各種茶浸出液のフッ素濃度に関する研究」林文子　Udijanto Tedjosasongko 栗根佐穂里、岡田貢、香西克之、長坂信夫
「小児歯科学雑誌」37（4）：708-715　１９９９年
「紅茶と暮らし研究所」網站（キリンビバレッジ株式会社）
「紅茶と健康紅茶Labo.」網站（日本紅茶協会）

作者

齊藤由美

英國紅茶研究家、作家、日本紅茶協會認證的茶講師、茶顧問，自東洋大學文學系畢業後，加入販售Brooke Bond紅茶的製造商，於總務部負責人事工作，後來成為BROOKE BOND HOUSE副負責人，負責紅茶教室的企畫，奠定這家人氣紅茶教室的基礎。後來加入聯合利華的飲料行銷部門，負責立頓的宣傳。

現以紅茶專賣店＆紅茶學校「英國時光　紅茶時光」店主的身分，經營茶館、商店與紅茶教室。除了操辦秋田市、青森縣弘前市文化中心的紅茶講座外，還會舉辦紅茶座談會、演講等活動。另外也親自策劃「英國紅茶之旅」並擔任導覽。除了在台灣、韓國翻譯出版的近期著作《大人の紅茶教科書》（楓書坊出版）外，亦有多本紅茶相關著作。目前定居秋田縣大館市。

紅茶專賣店＆紅茶學校「英國時間　紅茶時間」
http://englishteatime.citysite.link/

監修者

富田勳

靜岡縣立大學名譽教授、藥學博士。

1932年出生於富山縣富山市，修畢大阪大學研究所藥學研究系博士課程後，經歷包含擔任該大學助理、美國愛荷華州立大學、紐約州立大學博士研究員，以及靜岡縣立大學藥學系及研究所教授。退休後曾任職靜岡產業大學國際資訊學院教授、客座教授。

現任日本老化控制研究所（JaICA）顧問、茶學術研究會前會長、世界綠茶協會前理事、日本食品衛生學會（前會長）名譽會員、日本茶業技術協會理事、日本維生素學會功勞會員。

本文設計　清水真理子（TYPEFACE）
插畫　バーバラ
攝　影（p.3～5）　小棚木政之
照片提供　ユニリーバ・ジャパン・カスタマーマーケティング株式会社（p.7-1、2）、三井農林株式会社（p.7-3～5）、トワイニング・ジャパン株式会社（p.7-6、7）、株式会社マリアージュ フレール ジャポン（p.7-8、9）、リッジウェイ・ジャパン（p.7-10）、ジャパン・ティー・トレーディング株式会社（p.7-11）
照　片（上列之外）　pixta
編　輯　田中悠香（ワニブックス）

KOUTYA THERAPY—SEKAIDE AISARERU SHIZENNO BANNOUYAKU

Originally published in Japan by WANI BOOKS CO., LTD.
Chinese (in complex character only) translation rights arranged with WANI BOOKS CO., LTD. through CREEK & RIVER Co., Ltd.

風靡全世界的紅茶自療法

出　　版／楓葉社文化事業有限公司
地　　址／新北市板橋區信義路163巷3號10樓
郵政劃撥／19907596 楓書坊文化出版社
網　　址／www.maplebook.com.tw
電　　話／02-2957-6096
傳　　真／02-2957-6435
作　　者／齊藤由美
監　　修／富田勳
翻　　譯／黃筱涵
責任編輯／江婉瑄
內文排版／謝政龍
校　　對／邱鈺萱
港澳經銷／泛華發行代理有限公司
定　　價／350元
初版日期／2021年２月

國家圖書館出版品預行編目資料

風靡全世界的紅茶自療法 / 齊藤由美作；黃筱涵翻譯. -- 初版. -- 新北市：楓葉社文化事業有限公司, 2021.02　面；　公分

ISBN 978-986-370-253-5（平裝）

1. 茶葉 2. 健康法

411.47　　109019405